VIVIENDO CON EL SEÑOR PARKINSON

Rodolfo Alberto Nava Castro

EAN-ISBN 978-607-29-6654-3

Diseño de portada: Equipo Access Book

Maquetación: George García

Coordinación y ejecución: Access Book. Unidad editorial de Biblo Market SAS, 2025.

Primera edición: Marzo 2025

Para dudas editoriales, sugerencias o errores que veas, escribe a *editorial@accessbook.co*

Para contactar al autor, escribe a *navaasuntoslegales@gmail.com*

DEDICATORIA

Este libro está dedicado en primer lugar a mi compañera de vida, mi amada esposa por estar conmigo en todo momento, apoyándome plenamente en todas las etapas de la enfermedad que cariñosamente le puse *Viviendo con el señor Parkinson*, gracias por tu comprensión y apoyo.

A mis hijas Claudia, Karina, Mónica; a mi sobrino Jonathan, nietos, Alberto, Mateo, keily Sofia, Elías, Mariel, Sebastián, igualmente a mis yernos José Guadalupe, Marlon Gibran y Jorge Antonio, a mi madre Elvira y hermanos, Gustavo (Dep.), Xóchitl, Juan Carlos, Claudia y Maricruz, Tía Rosa Zavala, su esposo Filiberto Hernández, a sus hijos Alma Rosa, Gilberto y Luis Alberto.

Sin su apoyo moral no estaría en la forma física y mental en que me encuentro. Estoy profundamente agradecido con la vida de esta bendita familia que me ha tocado y que me apoya en todo momento.

Contenido

DEDICATORIA 3

PRÓLOGO 7

INTRODUCCIÓN 9

PARTE I

CONOCIENDO AL SR. PARKINSON: UNA GUÍA PARA ENTENDER LA ENFERMEDAD

- Un vistazo amplio hacia el Sr. Parkinson 15
- ¿Cuáles son los síntomas del Parkinson? 15
- ¿Cuántas personas padecen de Parkinson? 16
- ¿Qué provoca el Parkinson? 16
- ¿Cómo se diagnostica el Parkinson? 17
- ¿Cómo se trata el Parkinson? 18
- ¿Puede uno morir de Parkinson? 18
- ¿Cómo es la nutrición y estilo de vida? 19

Testimonio de mi esposa Sandra 24

PRESENTACIÓN DEL SR. PARKINSON 28

- ¿Quién es el Sr. Parkinson? 28
- Histórico de la Enfermedad del Parkinson (EP) 34

Testimonio de mi hija Claudia Hadaid **36**

- Genética de la Enfermedad de Parkinson (EP) 39
- Historia del tratamiento de la Enfermedad de Parkinson (EP) 40
- Enfermedad de Parkinson en pacientes jóvenes 44
- Enfermedad de Parkinson y embarazo 47
- Enfermedad de Parkinson en el contexto de otras enfermedades (comorbilidad) 52
- Enfermedad de Parkinson en el anciano 55

Testimonio de mi hija Laura Karina **60**

- La calidad de vida del paciente con el Sr. Parkinson (CVRS) 63
- Cuando la enfermedad avanza 67
- ¿Cómo evoluciona esta enfermedad? Síntomas axiales de EP 69
- Ejercicio y cerebro en Parkinson: Estudios en animales 77
- Avances de la investigación en la Enfermedad de Parkinson 80
- La diferencia entre el párkinson y el parkinsonismo 80

Testimonio de mi hija Mónica Aline **84**

encontrado las formas de adaptarme y seguir adelante, que es mi invitación para todos los que convivimos con el Sr. Parkinson.

A lo largo del libro, describiré una primera parte con detalle sobre cómo es la enfermedad con aproximaciones clínicas, y, en una segunda parte, contaré cómo me afectó personalmente, como llegó a mí el Sr. Parkinson y cómo afectó tanto en mi rutina diaria como a mi entorno; desde las dificultades para realizar tareas cotidianas, como vestirme o comer, hasta la lucha por mantener la independencia y la dignidad. Mi experiencia con la enfermedad ha sido una búsqueda de ir encontrando mi propio significado de "calidad de vida".

Incluí también relatos sobre las interacciones con familiares y amigos, que a menudo son una fuente de apoyo, pero también pueden ser un recordatorio de las limitaciones impuestas por la enfermedad.

INTRODUCCIÓN

La Enfermedad de Parkinson (EP) es un trastorno neurodegenerativo y progresivo que afecta predominantemente a las neuronas productoras de dopamina en un área específica del cerebro llamada sustancia negra (*substantia nigra*). Esta condición se manifiesta cuando las células nerviosas no producen suficiente cantidad de dopamina, un neurotransmisor esencial para el control del movimiento. Aunque algunos casos tienen un componente genético, la mayoría no presenta un patrón familiar heredable.

Los síntomas de la EP se desarrollan gradualmente, iniciándose típicamente en un lado del cuerpo antes de progresar bilateralmente. Las manifestaciones clínicas principales incluyen:

- Temblor en reposo que afecta las manos, los brazos, las piernas, la mandíbula y la cara, siendo uno de los síntomas más característicos y visibles de la enfermedad.

- Rigidez muscular significativa que se presenta en los brazos, las piernas y el tronco, afectando la movilidad general del paciente.
- Bradicinesia o lentitud en la ejecución de los movimientos, que dificulta las actividades cotidianas.
- Alteraciones en el equilibrio y la coordinación, que pueden aumentar el riesgo de caídas.
- Con la progresión de la enfermedad, los pacientes pueden experimentar dificultades significativas en la marcha y en la realización de tareas básicas. Además de los síntomas motores, la EP puede manifestar síntomas no motores como depresión, trastornos del sueño, dificultades en la deglución, el habla y la masticación.

El diagnóstico de la EP representa un desafío particular, ya que no existe una prueba específica para confirmarla. Los especialistas se basan en el historial clínico del paciente y una exhaustiva evaluación neurológica para establecer el diagnóstico. La enfermedad típicamente se manifiesta alrededor de los 60 años, aunque puede presentarse más tempranamente, y muestra una mayor prevalencia en hombres que en mujeres.

Si bien la EP no tiene cura en la actualidad, existe un amplio espectro de opciones terapéuticas disponibles:

- Tratamiento farmacológico con levodopa y agonistas dopaminérgicos que pueden mejorar significativamente el control motor.

- Intervenciones quirúrgicas avanzadas como la estimulación cerebral profunda, que mediante electrodos implantados envía pulsos eléctricos a áreas específicas del cerebro para mejorar el control del movimiento.
- Terapias complementarias como fisioterapia, terapia ocupacional, fonoaudiología y musicoterapia, que contribuyen a mantener la funcionalidad y mejorar la calidad de vida.

El manejo integral de la EP requiere un enfoque multidisciplinario que incluye el apoyo fundamental de familiares y cuidadores. Estos deben recibir orientación profesional sobre aspectos prácticos del cuidado, manejo del estrés, planificación de la atención y adaptaciones necesarias en el entorno doméstico para garantizar la seguridad del paciente.

La implementación de hábitos saludables, incluyendo ejercicio regular, una alimentación equilibrada y la participación activa en actividades sociales, constituye un pilar fundamental en el mantenimiento de una mejor calidad de vida para las personas que viven con EP.

PARTE I

CONOCIENDO AL SR. PARKINSON: UNA GUÍA PARA ENTENDER LA ENFERMEDAD

Un vistazo amplio hacia el Sr. Parkinson

La Enfermedad de Parkinson (EP) es un trastorno crónico y progresivo de la motricidad. Este afecta las células nerviosas vitales del cerebro llamadas neuronas, algunas de las cuales producen dopamina. La dopamina es un químico que envía mensajes a la parte del cerebro que controla la motricidad y la coordinación. Conforme avanza el Parkinson, la cantidad de dopamina que produce el cerebro se reduce, haciendo que la persona sea incapaz de controlar sus movimientos con normalidad.

¿Cuáles son los síntomas del Parkinson?

Los cuatro síntomas motores clave de la Enfermedad de Parkinson son:

- Temblores de manos, brazos, piernas o mandíbula.
- Rigidez muscular de las extremidades y el tronco.
- Lentitud motriz (bradicinesia).

- Inestabilidad postural (equilibro y coordinación disminuidos).

Otros síntomas comunes pueden incluir: dolor, fatiga, trastornos del sueño, depresión, estreñimiento, cambios cognitivos, miedo o ansiedad y problemas urinarios. Todos estos síntomas varían de una persona a otra.

¿Cuántas personas padecen de Parkinson?

Se estima que 10 millones de personas en el mundo viven con la Enfermedad de Parkinson. En los Estados Unidos, hasta un millón de personas tienen esta enfermedad. Con aproximadamente 90,000 diagnósticos anuales. La incidencia aumenta con la edad. Siendo la edad promedio de inicio los 60 años, aunque un 10% de los casos se diagnostican a los 50. Los hombres tienen mayores probabilidades de padecer Parkinson que las mujeres. Algunos estudios sugieren que los afroamericanos y los asiáticos son menos propensos al Parkinson que los caucásicos, aunque las razones no están claras.

¿Qué provoca el Parkinson?

Las causas del Parkinson son desconocidas pero los investigadores estudian posibles factores genéticos y ambientales. La mayoría de los casos no son hereditarios, aunque ciertos genes pueden causar la enfermedad en algunas familias. Quienes tienen un familiar en primer grado tienen entre cuatro a nueve por ciento más de probabilidades de padecer Parkinson.

¿Cómo se diagnostica el Parkinson?

El diagnóstico de la enfermedad del Parkinson es clínico, basado en la historia, síntomas y la evaluación física. No existe una prueba estándar para diagnosticar de manera definitiva el Parkinson. Los neurólogos con experiencia en trastornos del movimiento son los mejores para diagnosticar y tratar la enfermedad. El Datscan, una tecnología de imágenes que visualiza el sistema dopaminérgico del cerebro, puede usarse para descartar otras condiciones.

Para un diagnóstico de Parkinson el individuo debe tener bradicinesia y uno o más de los siguientes síntomas:

1. Temblores en reposo.
2. Rigidez muscular en extremidades o tronco.
3. problemas de equilibrio y caídas.

La Enfermedad de Parkinson provoca la pérdida gradual de las células cerebrales que producen dopamina, sustancia química que ayuda al cuerpo a moverse.

¿Cómo se trata el Parkinson?

Aunque actualmente no existe una cura para el Parkinson, hay opciones de tratamiento para controlar los síntomas:

- **Medicamentos:** La levadopa es el medicamento más recetado, aunque los pacientes suelen tomar otros medicamentos adicionales.
- **Cirugía:** La estimulación cerebral profunda puede ayudar a aliviar los síntomas en pacientes que responden bien a los medicamentos. Solo se recomienda en casos específicos.
- **Ejercicio:** Es vital para el control de los síntomas según el Parkinson's Outcomes project de la Parkinson's Foundation, quienes ejercitan 2.5 horas por semana tienen una mejor calidad de vida y menos síntomas.

¿Puede uno morir de Parkinson?

El Parkinson es un trastorno neurodegenerativo progresivo, aunque no se considera una enfermedad mortal, los síntomas empeoran con el tiempo y dificultan la vida. Los pacientes pueden experimentar una calidad de vida muy deteriorada y, en algunos casos, morir por complicaciones relacionadas como neumonía.

¿Cómo es la nutrición y estilo de vida?

- **Dieta balanceada:** Una alimentación adecuada es esencial. Debe incluir una variedad de alimentos de todos los grupos alimenticios y mantener un peso saludable.
- **Salud ósea:** Las personas con Parkinson son propensas a la osteoporosis. Mantenga sus huesos sanos con una dieta rica en calcio y vitamina D, y realice ejercicios de resistencia.
- **Digestión regular:** El estreñimiento es común en la Enfermedad de Parkinson. Para prevenirlo:
  - Consuma alimentos ricos en fibra.
  - Beba abundante líquido.
  - Haga ejercicio regularmente.
  - Si estas medidas no son suficientes, puede ser necesario el uso de laxantes.
- **Balance medicamentos y alimentos:** Los medicamentos para el Parkinson pueden causar náuseas y falta de apetito. Comer algo ligero con los medicamentos puede ayudar a controlar estos efectos secundarios. La proteína en la dieta puede interferir con la absorción de la levadopa, así que ajuste su consumo de proteínas según sus necesidades.
- **Alimentos y suplementos para el Parkinson:** ¿Existe alimentos "maravilla"? Los suplementos (nutricionales y herbales) y las terapias dietéticas son populares entre las personas con Parkinson. Sin embargo, no hay pruebas definitivas de su eficacia

en retrasar la progresión de la enfermedad. Aunque algunas terapias han mostrado resultados prometedores en estudios de laboratorio, los ensayos en humanos han sido decepcionantes. La coenzima Q10 es un suplemento que está bajo estudio por potencial beneficio en el Parkinson. Otros alimentos que "no hacen daño y podrían ayudar" incluyen:

- **El café:** Estudios sugieren que el café podría proteger contra el Parkinson, especialmente en hombres.
- **El té verde:** En este caso se trata de un estudio presentado en un Congreso Anual de la Academia Americana de Neurología demostrando su efecto protector contra la Enfermedad de Parkinson; en una investigación experimental sobre ratones. En la enfermedad se afectan neuronas dopaminérgicas de la sustancia negra cerebral. Los polifenoles del té verde protegen a las neuronas dopaminérgicas contra los efectos de la neurotoxina MPP+ a través de un bloqueo al transportador responsable de la captación de la neurotoxina[1].
- **Frutas y vegetales variados:** La alimentación es fundamental para las personas con Parkinson. Para asegurarnos de la fibra, vitaminas, minerales completos y necesarios para nuestros cuerpos, debemos consumir una variedad de alimentos de todos los grupos, como el grupo de los granos; de

---

1 Lozano Terue, J. A. (2012). *Té verde y Parkinson*. Ciencia y Salud. https://www.um.es/lafem/DivulgacionCientifica/CienciaySalud/Portalyblog/cienciaysalud.laverdad.es/la-alimentacion/la-nutricion-ciencia/te-verde-parkinson-article.html

los colores (los vegetales y las frutas), de la leche (los productos lácteos), y de las proteínas.

- **Alimentos ricos en vitamina E:** Germen de trigo, nueces, semillas y aceites vegetales. Estos antioxidantes, aunque no alivian los síntomas del Parkinson, pueden beneficiar la salud en general.

Al evaluar suplementos, tenga en cuenta el costo, la seguridad y la eficacia, por ejemplo, aunque titulares pueden sugerir beneficios de la vitamina B6, los hallazgos suelen ser específicos para ciertas poblaciones (como fumadores) y no indican una reducción en la progresión del Parkinson.

- **Nutrición personalizada:** Los síntomas del Parkinson varían según la persona y la etapa de la enfermedad. Establezca prioridades nutricionales basadas en sus problemas específicos. Al inicio, enfóquese en una alimentación adecuada y mantener un peso saludable. A medida que la enfermedad avanza, ajuste la dieta para manejar síntomas como dificultades para tragar, efectos secundarios de medicamentos y problemas digestivos.
- **Importancia de la fisioterapia y el ejercicio:** Investigaciones recientes sugieren que el ejercicio puede mejorar o mantener a raya los signos y síntomas del Parkinson. La fisioterapia especialmente ejercicios de señalización externa (cueing) marcar el paso con un bastón, líneas horizontales en el piso, instrucciones de ayuda (pedirle a la persona que dé "pasos más

largos") o caminar al ritmo de un metrónomo, pueden mejorar la longitud de la zancada, la velocidad al andar, reducir el arrastramiento de los pies y la inmovilización o bloqueo y además, pueden mejorar la marcha y el equilibrio, reduciendo caídas y lesiones.

En un estudio se utilizó el entrenamiento con "señales externas" para mejorar la marcha en el hogar de los participantes, los resultados mostraron beneficios en el caminar y el equilibrio: menos episodios de inmovilización (bloqueo) y una mayor confianza para realizar actividades funcionales. Sin embargo, tras terminar el entrenamiento, se perdieron las mejorías, recordándonos que es importante continuar haciendo ejercicio.

El ejercicio mejora el habla, la deglución (acto de tragar), la postura, el temblor, la destreza, la cognición y la depresión. El entrenamiento en cintas rodantes o caminadoras (treadmills) y de resistencia de piernas y equilibrio, beneficia la fortaleza muscular y reduce el número de caídas, la marcha y el equilibrio. Recientemente ha crecido el interés en las terapias diseñadas a aumentar la masa muscular, conocida como "hipertrofia muscular." Existen datos indicando que los individuos que aumentan el tamaño muscular también experimentan mejorías en actividades funcionales como subir y bajar escaleras o mantener el equilibrio. Cuando los músculos no se usan, se encogen; por el contrario, con un intenso entrenamiento de resistencia, el tejido muscular aumenta en volumen. A medida que envejecemos, solemos volvernos más sedentarios y la pérdida muscular se hace inevitable resaltando la necesidad de hacer ejercicio. A finales de 1980, nuevas investigaciones mostraron que las personas mayores muchas de ellas de 80-90 años y en hogares para la tercera edad podían mejorar fortaleza, volumen muscular y funcionalidad con entrenamientos de alta resistencia. A pesar de estos descubrimientos y debido a que algunos pensaban que el entrenamiento de resistencia podía aumentar la rigidez muscular no se recomendaba el fortalecimiento para personas con EP por temor a que fuese dañino. Datos recientes han desafiado esta manera de pensar. Un estudio de EP en etapas intermedias muestra que el entrenamiento de alta resistencia aumenta el volumen muscular en un 6%, mejora un 17% la distancia que pueden caminar en seis minutos y mejora el descenso y ascenso de escaleras en un 22% y 13% respectivamente. Otro estudio indica que el ejercicio de alta resistencia de los músculos de las piernas mejora el equilibrio y reduce el número de caídas. Pese a que el ejercicio de resistencia tiene algunos riesgos (como hernias y lesiones músculo-esqueléticas), el no participar en tales programas y permanecer sedentario también conlleva riesgos.

Testimonio de mi esposa Sandra

Fui la primera en enterarme de su diagnóstico. Aunque en ese momento no comprendía del todo lo que significaba vivir con una persona que tuviera una enfermedad neurodegenerativa como el Parkinson, sentí que el mundo se me venía abajo. Sin embargo, Rodolfo nunca ha hablado de derrumbarse. Al contrario, maneja su vida como si no tuviera nada, y esa actitud me ha dado fuerzas para seguir luchando a su lado. Siempre me dice que no lo limite, que él me dirá cuándo necesita ayuda. Su fortaleza es contagiosa, y aunque hay momentos difíciles, su determinación nos mantiene a flote.

Recuerdo una vez, hace dos años, durante unas vacaciones en Cancún, cuando lo vi realmente mal. Estábamos en el cuarto día de actividades intensas en los parques recreativos de la zona turística. Al regresar al hotel, Rodolfo me dijo: "Me duele todo el cuerpo, siento las piernas contracturadas". Era evidente que apenas podía caminar. Verlo así fue un suplicio para mí, pero él, con su característica entereza, me decía: "No te preocupes, no pasa nada. Cuando lleguemos a la habitación, me baño, descanso y ya pasará". Aunque lo negaba, su rostro reflejaba el dolor que sentía con cada paso. Sin embargo, al día siguiente, como si nada hubiera pasado, estaba listo para continuar con nuestras actividades turísticas. Eso me llenó de fortaleza, porque Rodolfo no ve su condición como una enfermedad, sino como un desafío que enfrenta con valentía.

A veces lo veo cabizbajo o triste, y siempre le pregunto: "¿Te sientes mal?". Él responde con su sonrisa habitual: "¿De qué me voy a sentir mal? No tengo nada". Esa actitud me hace reflexionar sobre la familia que hemos construido, una familia tan unida que incluso los yernos no quieren salir de esta casa. Desde que comenzó su diagnóstico a los 52 años hasta ahora, casi a los 60, hemos pasado por muchas cosas. Se nota un poco más el avance de la enfermedad: su caminar es diferente, come más lento y sus movimientos son menos ágiles. Pero lo más sorprendente es que, por dentro, sigue siendo el mismo hombre fuerte y decidido.

Rodolfo hace todo sin ayuda. Aunque le duele todo, no se queja. Arregla la casa, pinta, cocina y, a veces, me levanto a las 7 de la mañana y ya tiene la casa limpia y el desayuno listo. ¿Quién podría dejar a un hombre así? Su fortaleza es tan grande que, si lo vieran, pensarían que no vive con el señor Parkinson dentro de él. Me admira su resiliencia, aunque confieso que hay noches en las que yo me derrumbo y lloro al pensar en cómo terminará todo esto. Pero Rodolfo siempre me dice: "Por algo pasan las cosas. Recuerda, mujer, que en esta vida nada es casualidad. Todo está predestinado para cada persona".

Nuestra familia es muy unida. Mis hijas y nietos lo adoran, y él siempre está ahí para todos, ayudando de una manera u otra. Su humor ha cambiado un poco; a veces está más irritable, pero todos en la familia lo entendemos y ya no decimos nada. Me siento orgullosa de tener un esposo tan maravilloso, un excelente padre, abuelo y suegro. Él es el pilar de esta familia, y con inteligencia ha construido más pilares en cada una de nuestras hijas y en nuestro sobrino Jonathan, a quien acogimos en casa con su aprobación.

Aunque vive con el señor Parkinson, Rodolfo no se da por vencido. Hay días en que no puede caminar bien, pero nos dice: "Espérenme, tranquilos". Luego se concentra, da sus pasos y sale adelante. Es admirable todo lo que hace. Su actitud me ha enseñado a no preocuparme, sino a ocuparme en todo. Gracias a él, nuestra familia conoce los detalles de vivir con esta enfermedad. Siempre dice: "La información es poder, y una persona mal informada es fácil de engañar". Por eso, él mismo se ha dedicado a estudiar su condición, nos comparte los últimos avances y nos motiva a investigar para sacar nuestras propias conclusiones.

Así es Rodolfo, todo un personaje. Mi querido y amado esposo. He logrado superar los miedos y las dificultades de su enfermedad gracias a su mentalidad positiva y a su negativa a quejarse de lo que siente. Él es mi inspiración, mi fortaleza y mi razón para seguir adelante. Rodolfo no solo es mi esposo, es mi compañero de vida y estoy profundamente agradecida por tenerlo conmigo.

PRESENTACIÓN DEL SR. PARKINSON

¿Quién es el Sr. Parkinson?

Vamos hablar de la enfermedad que me diagnosticó el neurólogo. Médicamente se llama Enfermedad de Parkinson, pero para que no sonara tan fuerte quise llamarlo "Sr. Parkinson". Es la manera menos agresiva que encontré de nombrar mi enfermedad y para describir personalmente como la siento en mi cuerpo. Sin embargo, primero debemos saber qué es el Sr. Parkinson, así aparece en los primeros resultados de Google:

"Es un trastorno del cerebro que provoca movimientos involuntarios o incontrolables, como temblores, rigidez y dificultad con el equilibrio y la coordinación." Ocurre cuando las células nerviosas (principalmente en las neuronas dopaminérgicas del tronco del encéfalo, en el área tegmental ventral y la sustancia negra). No producen suficiente cantidad de una sustancia química importante en el cerebro conocida como dopamina. La dopamina ayuda al cerebro a controlar las funciones motrices y el movimiento, asimismo realizar otras funciones relacionadas con el estado de ánimo".

Esto ocurre porque las células nerviosas no producen suficiente cantidad de dopamina, como ya mencioné anteriormente la sustancia negra es la gasolina para poder mover nuestro cuerpo, ejemplo: si a un automóvil, no le echan gasolina, llegará el momento de que se la acabe y ya no podrá moverse. Eso pasa con nuestro cuerpo. Toda persona que vive con el Sr. Parkinson dejará de moverse si su cerebro no produce dopamina necesaria para realizar diferentes acciones físicas. Para comprender a las personas que toda la vida estarán viviendo con el Sr. Parkinson, es necesario conocerlo, saber qué es y cómo funciona.

Explicaré de acuerdo a la información que se tiene de diferentes páginas de algunas fundaciones que se dedican al estudio de dicha enfermedad, de la manera más coloquial posible y en términos médicos. Aquí trataré de poner lo que significa cada uno de los tecnicismos que utilizan los neurólogos con palabras simples de comprender para todos, y así saber más de la lucha que día a día tienen esas personas con el Sr. Parkinson.

El Sr. Parkinson no es otra cosa más que la degradación mental y/o física provocando un desequilibrio en una persona. Se encuentra asociado a síntomas motores como la lentitud para realizar algún movimiento. Regularmente existen temblores en las manos y brazos, también hay rigidez y, lógicamente, al haber rigidez, existe un desequilibrio en tu persona. Existen otras complicaciones que el Sr. Parkinson nos proporciona a las personas que vivimos con él, como es el deterioro cognitivo. Es decir, falta de atención a las cosas y a la lentitud de como procesar la información que es otorgada por el interlocutor. En consecuencia, afecta la memoria y el lenguaje. En este último las personas suelen hablar más suave, con un tono débil, sin fuerza y en ocasiones no se alcanza a comprender lo que dicen, parece que balbucean. En mi caso, también suelo tener trastornos de sueño y mucho dolor en las articulaciones por lo que debo tomar algunos medicamentos como levadopa con carbidopa, gabapentina, quetiapina, entre otros.

Existen varias etapas en las que el Sr. Parkinson estará acompañando a la persona elegida: estará presente con la bradicinesia, es decir, lo que hace que tus movimientos sean más lentos, por ejemplo, al agarrar un vaso te tardarás más, inclusive pierdes un poco de fuerza cuando saludas, el apretón de manos es muy suave, existen en ocasiones mareos o desvanecimiento en algunas personas.

En lo personal lo único que he sentido son mareos, nunca me he desvanecido. Así mismo, cuando duermes puedes tener babeo (aunque también a veces los que no viven con el Sr. Parkinson también lo hacen), así que no lo veo como algo anormal. Lo que quiero decir es que no porque te salga saliva de la boca cuando duermes ya tienes al Sr. Parkinson viviendo contigo. No quiero asustarte.

El Sr. Parkinson también viene acompañado de la discinesia, que son movimientos involuntarios que realiza el cuerpo, como cuando estas sentado o parado y tus brazos o piernas se mueven sin control. Otra compañera es la distonía, que son contracciones musculares. También tenemos la hiponimia facial que es la escasa capacidad de transmitir emociones a través de gestos. A veces te pueden llegar a preguntar si estás enojado en consecuencia a la cara acartonada completamente sin expresión facial.

Además, el Sr. Parkinson trae consigo la inestabilidad postural. A menudo no podemos mantener el equilibrio, y al sumarse la inestabilidad postural, aumenta el riesgo de caídas. Finalmente se presenta una rigidez en el lado afectado; en mi caso, es el lado derecho.

No contento con todo esto, el Sr. Parkinson provoca trastornos del sueño. Te acuestas a las diez u once de la noche, apagas luces, la televisión, los celulares, para desconectarte de los problemas de la oficina; te duermes de inmediato, pero a mitad de la noche parece que prenden un foco en tu cabeza. Abres los ojos y ya no puedes conciliar el sueño. Tres de la mañana con los ojos abiertos, cuatro, cinco, seis de la mañana. La noche se acaba y te tienes que levantar para bañarte y tener que ir a trabajar con el cuerpo contracturado. Al llegar al trabajo, bostezas, y alrededor de las doce del día te llega un sueño terrible, casi te quedas dormido en la oficina.

Como ya mencioné en este capítulo, tengo 52 años, el Sr. Parkinson todavía no ha desarrollado todo su potencial, pero esto avanza "poco a poquito" como toda enfermedad neurodegenerativa, pero con unas pastillas que me recetó el neurólogo ando controlado aunque en ocasiones me produce mucho sueño y mareos. El Sr. Parkinson me provoca esta irritación hacia otras personas, pero no es que quiera estar irritado, sino porque la falta de dopamina en el cuerpo provoca cambios posturales, psicológicos y estructurales; y lo peor de todo es que no te das cuenta de esos cambios de humor con tus amigos y con tu propia familia. Para eso sirven las pastillas que por primera vez me dieron, las llamadas pramipexol. No es otra cosa que dopamina en pastillas, para restituir lo que le falta a tu cuerpo y que funcione bien.

Las enfermedades neurodegenerativas, como el Alzheimer o el Parkinson, se asocian a un agravamiento en sus síntomas con el paso del tiempo, esto implica un cuidado más personalizado y ajustes al tratamiento.

Por eso se habla constantemente de las fases de la enfermedad ya que no se mantiene igual durante toda la vida del afectado.

- **La Fase 1.** Los síntomas son leves y manejables. Aunque no afectan la vida diaria, las personas cercanas pueden notar ciertos efectos ligeros como un pequeño temblor en alguna zona, cambios en la marcha (arrastrar los pies) y rigidez facial.
- **La Fase 2**. Los síntomas empeoran y afectan ambos lados del cuerpo. La inestabilidad postural y la dificultad para mantener el equilibrio se vuelven más evidentes, haciendo problemáticas algunas tareas diarias, aunque la persona puede vivir sola, los síntomas

como la lentitud, el cambio de velocidad, el temblor, la disfagia (afección médica que se caracteriza por la dificultad para tragar, ya sea alimentos o líquidos, de forma segura y eficaz) la pérdida del olfato y el desequilibrio son comunes.

- **La Fase 3.** Dificultad para mantener el equilibrio, y la lentitud en los movimientos se agravan. La bradicinesia (lentitud en los movimientos o una reducción progresiva de su velocidad) se vuelve más aguda, y caminar erguido se convierte en un desafío, aumentando el riesgo de caídas. Aunque la persona todavía mantiene su independencia, tareas como comer, vestirse y pasear pueden resultar arduas. Se recomiendan ejercicios para mejorar la marcha y evitar caídas.
- **La Fase 4.** Los síntomas motores y cognitivos se vuelven más pronunciados. Esta es una de las fases avanzadas del Parkinson, con alteraciones del sueño, somnolencia diurna, y síntomas, neuropsiquiátricos como alucinaciones. El tratamiento es complejo involucrando fármacos y terapias psicológicas y ocupacionales. También aparecen las discinesias, y las fluctuaciones motoras o conductuales. Con periodos ON/OFF, donde los síntomas varían. En esa fase la persona necesita la compañía y ayuda de un cuidador para realizar actividades cotidianas.
- **La Fase 5.** Los medicamentos dejan de ser efectivos. la persona sufre rigidez total en las piernas, lo que imposibilita caminar, necesita atención las 24 horas, para realizar tareas como ir al baño, comer, vestirse etc., además de las complicaciones motoras, se suman

estados avanzados de actitudes psicóticas, alucinaciones casi reales, problemas en todas las fases del sueño, depresión y ansiedad grave.

Histórico de la Enfermedad del Parkinson (EP)[2]

A lo largo de la historia, pocos epónimos de enfermedades han perdurado pero la habilidad de James Parkinson para describir la semiología y características clínica del Parkinson, junto con su humildad para reconocer su precedente, le otorgaron un lugar destacado.

- **Historia temprana:** Los primeros registros sobre síntomas parecidos al Parkinson se encuentran en papiros egipcios, textos ayurvédicos de india y tratados chinos. En la biblia, se menciona en Eclesiastés una descripción que podría referirse a esta enfermedad. Galeno de Pérgamo distinguió entre temblor de acción y de reposo.
- **Edad media a Siglo XVIII:** Durante siglos, la información sobre el Parkinson desapareció, posiblemente debido a las numerosas guerras en Europa. La esperanza de vida corta podría haber limitado la observación de enfermedades neurodegenerativas. En el siglo XVII, Nicolaes Tulp y Silvio de La Boe retoma-

---

2 Información recabada en la gaceta medica de México 2018, https://www.anmm.org.mx/GMM/2018/n6/GMM_6_18_719-726.pdf

ron el estudio del temblor, en 1758, Gaubius describió alteraciones de la marcha.

- **Siglo XIX:** En 1817, James Parkinson publicó un ensayo que detalló la enfermedad con observaciones de seis pacientes. Describió el temblor, la bradicinesia y la inestabilidad postural como signos clave, y mencionó síntomas no motores como alteraciones del sueño y estreñimiento. Jean Martin Charcot más tarde refinó estas observaciones, destacando la rigidez como signo cardinal de la enfermedad.
- **Avances en anatomía e histopatología:** El descubrimiento de la pérdida neuronal en la pars compacta de la sustancia negra fue crucial para comprender la EP.

  En 1913, Friedrich Lewy describió las inclusiones citoplasmáticas de alfasinucleina, conocidas como cuerpos de Lewy.

  Konstantine Tretiakoff en 1919 nombró la sustancia negra y asoció la pérdida de neuronas en esta zona con la EP.
- **Investigaciones recientes:** En 2003, Braak et al. propusieron un modelo para clasificar la progresión de la Enfermedad de Parkinson (EP). Ya en la década de 1980 se habían identificado los efectos neurotóxicos del MPTP en un consumidor de una nueva heroína sintética, hallazgo que dio origen a modelos experimentales de la EP en animales, los cuales continúan siendo de gran utilidad en la actualidad.

Testimonio de mi hija Claudia Hadaid

Cuando me enteré de la enfermedad de mi padre, lo único que se me vino a la mente fue cómo investigar alguna cura. Buscaba posibilidades que indicaran que el diagnóstico pudiera ser erróneo. Con el paso del tiempo, él se veía bien y yo siempre dudaba de ese diagnóstico. Le pedía a Dios que estuviera equivocado, deseaba con todo mi ser que se tratara de un error, una confusión. Mi mente se aferraba a cualquier posibilidad para proteger mi corazón del dolor inevitable que sentía.

La realidad era que yo quería que lo estuviera, porque mi mente pensaba con el corazón. Mi padre es, para mí, el mejor del mundo: cariñoso, amable, comprensivo. Siento tanta admiración por él que me costaba aceptar la verdad. Finalmente, me di cuenta de que no debía ser engañada por mi mente y mi corazón; tenía que enfrentar la realidad. Enfrentar la cruda realidad de que mi padre, aquel hombre fuerte y protector, estaba lidiando con una enfermedad que lentamente afectaría su vida y la nuestra.

A pesar de todo, él ha sido muy valiente para enfrentar esta situación. Gracias a su valentía, entendí que la enfermedad está ahí, pero aceptar la realidad es algo que me duele mucho. Ya tiene casi 8 años desde que le diagnosticaron que viviría con el Sr. Parkinson toda su vida. En estos casi 8 años he visto pocos cambios, pero al final, aunque sean pocos, esos cambios se notan. Camina más lento, su mirada a veces la veo un poco perdida, sus ojos ya no brillan como antes, es un poco más huraño, pero lo que nunca se le ha quitado es lo inteligente que es mi padre. Se sabe todo lo que le preguntan, hasta lo que no sabe lo inventa ahí mismo. Ese es mi padre de antes. Ahora lo veo más cansado, pero aun así no deja que nadie haga sus cosas. Siempre ha sido reservado con sus cosas, pero viviendo con la enfermedad ha estado más hermético.

Sin embargo, en las fiestas de la familia, como que despierta de ese letargo y es el mismo de siempre. Cuando puede, baila, juega con nosotros y con sus nietos. Pero cuando le aquejan y pesan más las incomodidades de vivir con el Sr. Parkinson, lo dejamos en su "mundito". Así le decimos. Él dice que no, que nomás está pensando para adentro, pero a veces se queda un rato observando al infinito y yo quisiera saber qué piensa o qué trama. Porque quiero decirles que mi padre es madera fina. Cuando una idea se le mete en la cabeza, nadie lo puede hacer desistir. Ese es mi padre al que amo con todas mis fuerzas y seguirá siendo el pilar de la familia. Mi madre, mis hermanas, junto a todos sus yernos y nietos, cuidaremos de su persona, aunque él dice que no ocupa, porque nos explica que el límite está en la mente y que él no tiene límites. Y vaya que le creo, porque todavía maneja y lava el coche como si no tuviera nada. Lava los patios. Mi padre tiene una resiliencia increíble. A veces veo que no puede caminar y le preguntamos si necesita ayuda, y él contesta que no, que él puede, que cuando ocupe lo pedirá.

Es difícil ver cómo los efectos del Parkinson van transformando a mi padre, un hombre que siempre fue sinónimo de fortaleza y perseverancia. Pero a pesar de todo, su espíritu permanece intacto, demostrando que la verdadera fuerza reside en la mente y el corazón. Mi padre no se rinde, y su ejemplo nos inspira a todos a ser más fuertes y a apreciar cada momento que tenemos juntos.

Genética de la Enfermedad de Parkinson (EP)

Durante décadas se consideró que la EP era una enfermedad esporádica, aunque había indicios de un componente familiar. La evolución tecnológica permitió que este paradigma cambiara. En la década de 1990, investigaciones genéticas revelaron que un porcentaje de los pacientes con EP tiene una causa genética. En 1997, se descubrió que una mutación en el gen de la alfa-sinucleína causa una forma de herencia dominante de la EP. Posteriormente, se relacionaron los acúmulos de alfa-sinucleína con los cuerpos de Lewy, convirtiéndose en el foco de numerosos estudios. Los parkinsonismos juveniles también se beneficiaron de estos avances.

En 1998 se identificó que mutaciones en la proteína parkina causaban una forma temprana de la enfermedad.

En 2003, se descubrieron mutaciones en el gen DJ1 como causa del parkinsonismo de inicio temprano, y en

2004, se identificó el PIN K1 como la segunda causa más común de parkinsonismo autosómico recesivo.

Ese mismo año, se reconoció el gen LRRK2, iniciando largos estudios de investigación. El conocimiento genético ha permitido entender mejor la fisiopatología y fenología de la EP, además de generar interés en estrategias como la terapia génica y la reprogramación celular. Hasta la fecha, se conocen 17 genes diferentes considerados causales, ya sea de forma autosómica dominante o recesiva, y se han identificado numerosos genes de riesgo.

Historia del tratamiento de la Enfermedad de Parkinson (EP)

Los tratamientos para la EP tienen una larga historia, con descripciones que datan de hace casi 3000 años en la medicina ayurvédica. El tratado clásico medico hindú, mencionaba la enfermedad Kampavata, que era una enfermedad que se manifestaba y era tratada con remedios derivados de plantas del género Mucuna (Mucuna pruriens), ricas en levadopa, la mucuna también se usó en la región amazónica. En la medicina ayurvédica, se administraba un brebaje de polvo de semilla de mucuna cocido en leche de vaca que mejoraba los síntomas como el temblor, bradicinesia, rigidez y calambres, aunque con presencia de sialorrea (producción excesiva de saliva o la incapacidad de tragarla).

Los escritos de medicina herbolaria antigua también mencionan tratamientos contra temblor con semillas de estramonio, por su efecto anticolinérgico, es decir, un efecto secundario de ciertos medicamentos que bloquean la acción de la acetilcolina. La acetilcolina es una sustancia química que actúa como neurotransmisor, transmitiendo señales entre neuronas, músculos y glándulas.

Las habas y otras legumbres exóticas, que contienen levadopa, se han utilizado durante siglos en el tratamiento de la EP.

- **Bases históricas:** La oportunidad de analizar los tratamientos primarios de la EP se encontró con el hallazgo de cartas en la biblioteca personal de Charcot, cubriendo un periodo de 15 meses de 1863 a 1864. William Gowers, contemporáneo de Charcot, utilizaba estrategias terapéuticas similares, Gower también describió el efecto negativo del estrés y recomendaba una vida tranquila. Para el temblor indicaba hiosciamina, arsénico y cáñamo, así como la combinación de cannabis y opio.
- **Desarrollo de la dopamina:** En 1910, George Barger y James Ewens sintetizaron por primera vez la dopamina en un laboratorio de Londres. Henry Dale le otorgó su nombre, y en 1911, Casimir Funk logró la síntesis química de la levodopa, precursora de la dopamina. Entre 1950 y 1960, Arvid Carlsson revolucionó el tratamiento de la EP con sus estudios sobre la dopamina. En sus investigaciones, observó que la reserpina inducía acinesia en conejos, efecto que logró revertir mediante la administración de DL-DOPA (L-3,4-dihidroxifenilalanina).

- **Experimentos significativos:** En noviembre de 1957, Kathleen Montagu descubrió la dopamina intracelular y su distribución en el encéfalo en estudios con animales. Montagu también notó que la levadopa incrementa los niveles de catecolaminas en el cerebro y que la reserpina provoca depleción de dopamina, restaurada por la levadopa.

  En 1967, George Cotzias evidencio la eficacia y seguridad de la levadopa en personas con EP, aunque su uso prolongado ocasiona complicaciones motoras, lo que llevo a buscar alternativas de tratamiento.

  Kendal B. Corvin en 1949 demostró que el truhexifenidilo, un anticolinérgico, es útil en el control de los síntomas motores de la EP .
- **Desarrollo de agonistas de dopamina:** El desarrollo de agonistas de dopamina, inhibidores de monoaminooxidasa B (MAO-B) y de catecolometiltransferasa (COMT) fue significativo en las décadas de 1970-1980 ya que eran sustancias que funcionaron para o hicieron esto o lo otro para que la apomórfina, sintetizada en el siglo XIX, mostró su efectividad antiparkinsoniana. En 1951, aunque sus efectos adversos y la necesidad de administración parental limitaron su uso. La infusión subcutánea mediante bomba, demostrada en los años 80, mejoró en un 50 % el periodo off en pacientes con EP.
- **Uso de agonistas no ergotamínicos:** Los agonistas dopaminérgicos derivados de ergotamina, como pergolide, bromocriptina y cabergolida, cayeron en desuso debido a efectos adversos. Se enfocaron en

agonistas no ergotamicos, como el Pramipexol y ropinirol, que, aunque tienen menor efecto sintomático que la levadopa, disminuyen el riesgo de complicaciones motoras tardías, La rotigotina de aplicación transdérmica diaria empezó a usar en el siglo XXI, junto con presentaciones de liberación prolongada de ropinirol y pramipexol.

- **Terapia quirúrgica en la EP:** En 1987, se identificó la función del núcleo subtalámico en la EP, llevando al desarrollo de la estimulación cerebral profunda (DBS). En 1993, Alim-Louis Benabid reportó la implantación de electrodos en el núcleo subtalámico, marcando un hito en la cirugía funcional.

En la última década, se ha documentado la transmisión célula a célula de la alfa-sinucleína en modelos animales y celulares. Esto sugiere que la EP podría ser un trastorno similar a las enfermedades priónicas, lo que, de confirmarse, podría ser crucial para entender la fisiopatología de la enfermedad y desarrollar terapias moleculares para modificar su progresión.

En los últimos 200 años, los científicos han trabajado para identificar la etiología, comprender la fisiopatología y desarrollar tratamientos para la EP. Los descubrimientos se han acelerado con el desarrollo tecnológico y la globalización del acceso a la información, aún queda mucho por recorrer y es responsabilidad de los científicos y médicos actuales continuar buscando una cura para la enfermedad.

Enfermedad de Parkinson en pacientes jóvenes[3]

La Enfermedad de Parkinson de inicio precoz se presenta antes de los 50 años de edad. Aunque es más prevalente en personas de edad avanzada, hasta un 20 % de los pacientes son diagnosticados antes de los 50 años y de estos, hasta el 2 % está por debajo de los 40. Es muy probable que estas cifras sean algo mayores por el retraso en el diagnóstico,

Las manifestaciones clínicas de la Enfermedad de Parkinson son similares independientemente de la edad de diagnóstico, aunque es cierto que existe una gran heterogeneidad clínica entre los diferentes pacientes. Estudios recientes sugieren que los síntomas no motores, como alteraciones del sueño, la pérdida de olfato, el estado de ánimo decaído o ansioso y el estreñimiento, son más frecuente ante del diagnóstico en pacientes jóvenes.

Las causas del Parkinson no son bien conocidas, por tanto, los factores ambientales como los genéticos pueden jugar un papel importante en su desarrollo. El aspecto genético es especialmente relevante en los casos de inicio precoz, estando presente hasta en dos terceras partes de los pacientes menores de 20 años y en un tercio de los pacientes en la tercera década de la vida. Es decir,

---

3 Freire, E. (s.f.). Rompiendo con los tópicos en la Enfermedad de Parkinson. Hospital IMED Elche. https://conoceelparkinson.org/wp-content/uploads/2019/04/T%C3%B3picos-Parkinson-CEP.pdf

cuánto más joven es el paciente, mayor es la posibilidad de un origen genético de la enfermedad.

Los factores ambientales (como la mayor prevalencia en zonas rurales por el uso de plaguicidas), la exposición a tóxicos o la existencia de traumatismos craneoencefálicos que puedan favorecer el desarrollo precoz de la enfermedad.

El tratamiento es el mismo para todos los pacientes, pero los más jóvenes se suelen retrasar la introducción de la levadopa, mediante el uso de otros fármacos, como los agonistas dopaminérgicos o los inhibidores de la monoamino oxidasa. Esto se hace para evitar las complicaciones del tratamiento, especialmente las discinesias, (movimientos involuntarios y anormales de las extremidades, el tronco o la mandíbula) y la distonía (presencia de calambres o posturas anormales mantenidas).

El impacto emocional del diagnóstico de Parkinson en una persona joven es significativo, ya que generalmente se trata de pacientes en edad laboral con múltiples planes a futuro. El apoyo psicológico y la adecuada información son pilares importantes para la aceptación y comprensión de esta nueva situación en edad laboral y, presumiblemente, con múltiples planes de futuro tanto a nivel profesional como familiar.

Es recomendable realizar un estudio genético en todos aquellos pacientes de inicio precoz, especialmente si existen antecedentes familiares, las probabilidades de ser portadores de genes ligados a la enfermedad, como el SNCA, PARK2, LRRK2 o PINK1, son mayores en estos casos. Además, no debe retrasarse el inicio de la L-dopa si esto afecta significativamente la vida diaria del paciente. Lo mismo aplica para las terapias avanzadas, como con la estimulación cerebral profunda.

El Parkinson juvenil es una forma de la enfermedad que se desarrolla en niños y jóvenes menores de 21 años. Aunque supone solo el 0,25 % del total de afectados, sus síntomas son similares a los observados en otras edades. Sin embargo, en los pacientes jóvenes, la evolución y el avance de la enfermedad suelen ser lentos.

Los síntomas habituales del Parkinson incluyen rigidez, lentitud de movimientos, alteraciones en la marcha y el equilibrio, y temblores en reposo. Aunque los temblores son el síntoma más conocido de la enfermedad, no siempre están presentes en todos los pacientes. En el caso del Parkinson juvenil, se observan complicaciones motoras específicas:

1. **Distonías:** Contracciones involuntarias de los músculos que causan movimientos de torsión dolorosos y posturas anormales. Pueden ser el primer síntoma motor y manifestarse localmente o en varias partes del cuerpo.
2. **Discinesias:** Movimientos involuntarios violentos del cuerpo, que suelen asociarse al tratamiento a largo plazo con levodopa. En los pacientes jóvenes, se ha observado que el efecto secundario de la medicación aparece con anterioridad y mayor intensidad.
3. **Fluctuaciones motoras imprevisibles:** Estas fluctuaciones son frecuentes en el Parkinson juvenil.

A diferencia de los pacientes de mayor edad, los jóvenes con Parkinson experimentan síntomas cognitivos y alteraciones en la memoria de forma más leve. Esto se debe a que la concentración de cuerpos de Lewy (depósitos anormales de proteína relacionados con el deterioro cognitivo) es menor en el cerebro de los pacientes jóvenes.

El impacto emocional del diagnóstico de Parkinson en una persona joven es significativo, ya que generalmente se trata de pacientes en edad laboral con múltiples planes de futuro tanto a nivel profesional como familiar. El apoyo psicológico y la información adecuada son pilares importantes para la familia.

Enfermedad de Parkinson y embarazo[4]

Es innegable la existencia de la Enfermedad de Parkinson en mujeres en edad fértil, lo cual condiciona la posibilidad de que exista una gestación en este contexto. Además, teniendo en cuenta que en nuestra sociedad los embarazos se producen de forma cada vez más habitual en edades más avanzadas, es probable que nos encontremos con esta situación con más frecuencia. Existen muy pocos casos al respecto documentados en la literatura a pesar del gran número de mujeres afectadas de la Enfer-

---

4 Información recabada en: Conoce el Parkinson. (2019). Tópicos sobre la Enfermedad de Parkinson. https://conoceelparkinson.org/wp-content/uploads/2019/04/T%C3%B3picos-Parkinson-CEP.pdf

medad de Parkinson en edad fértil, lo cual puede deberse al mero hecho de evitar la gestación una vez que se ha realizado el diagnóstico. Pero es precisamente esta falta de datos la que añade una mayor complejidad a la hora de responder preguntas tan importantes como qué sucede, con la medicación o qué cambios podrán apreciarse en la enfermedad durante el embarazo.

Como en cualquier otro proceso dentro de la medicina, la idiosincrasia de cada paciente es fundamental, sin poder realizar muchas generalizaciones. Aunque cabría esperar una mejoría de los síntomas de la Enfermedad de Parkinson durante el embarazo por un aumento de la actividad dopaminérgica, hay muchos casos en los que se describe una evolución diferente, algo que probablemente relacionada con la reducción de la medicación durante este período.

En este sentido, aunque no hay mucha información al respecto, parece que la levodopa no presenta efectos teratogénicos (productor de malformaciones) durante la gestación, algo que no está tan claro en el caso de otros grupos farmacológicos como los agonistas dopaminérgicos o el amantadine. Lógicamente, teniendo en cuenta la poca experiencia y la relativamente corta duración del embarazo, todas aquellas terapias de segunda línea con procedimientos quirúrgicos deben ser evitadas. La inmensa mayoría de los casos descritos reflejan un embarazo y parto con evolución satisfactoria, teniendo como resultado hijos sanos y sin ningún tipo de repercusión por la enfermedad de la progenitora.

Por otra parte, es lógico pensar que muchos de los síntomas propios del embarazo puedan verse incrementados por la propia Enfermedad de Parkinson, ya que pueden estar presentes con anterioridad. Este el caso de algunos síntomas no motores como la ansiedad o la depresión, la hipersalivación (sialorrea), las alteraciones del ritmo del sueño y del sueño REM, junto la mayor sensación de cansancio diurna, así como las náuseas, vómitos y estreñimiento, además, dado que el paciente con Enfermedad del Parkinson puede existir una mayor inestabilidad, no debe despreciarse la posibilidad de que este problema se vea exacerbado con el propio aumento de peso y el cambio del centro de gravedad que se produce en el embarazo.

En cuanto a las náuseas y vómitos, a pesar de que el embarazo en sí contraindica el uso de gran parte de las medicaciones antieméticas, no debe olvidarse que la inmensa mayoría de ellas pueden empeorar los síntomas de la Enfermedad de Parkinson. Por ello, debe realizarse una dieta sana y equilibrada, aumentándose el número de comidas al día a expensas de reducir la cantidad de cada una de ellas.

A pesar de que la decisión de tener o no descendencia es algo completamente personal, la Enfermedad de Parkinson no debe suponer una limitación absoluta a la hora de tomar esta decisión, debiendo garantizarse un adecuado tratamiento para la futura madre y aconsejarle en lo referente a los múltiples síntomas asociados o incrementados durante este período. Siempre debe explicarse a la paciente los posibles riesgos relacionados con el tratamiento basados en los conocimientos actuales.

Síntomas propios del embarazo y EP:

Los síntomas no motores del embarazo, como ansiedad, depresión, hipersalivación, alteraciones del sueño y cansancio diurno, pueden verse exacerbados por la Enfermedad de Parkinson.

Además, la inestabilidad propia del Parkinson podría agravarse debido al aumento de peso y al cambio en el centro de gravedad durante el embarazo.

Recomendaciones:

- Mantener una ingesta hídrica adecuada y una dieta rica en fibra para mejorar el estreñimiento.
- Valoración por fisioterapia para mejorar la estabilidad y la corrección postural.
- Considerar las náuseas y vómitos: muchas medicaciones antieméticas pueden empeorar los síntomas del Parkinson, por lo que se debe seguir una dieta equilibrada y fraccionada durante el día.

Importancia del apoyo interdisciplinario:

Subrayar la necesidad de un enfoque multidisciplinario en el manejo del embarazo en mujeres con Parkinson. Esto incluye la colaboración entre neurólogos, obstetras, fisioterapeutas y nutricionales para proporcionar un cuidado integral

Educación y empoderamiento del paciente:

Es fundamental educar a los pacientes sobre los posibles riesgos y beneficios de continuar con la medicación durante el embarazo. Empoderar a las mujeres con información precisa les permitirá tomar decisiones informadas sobre su salud y la de su bebé.

Investigación y datos:

Destacar la necesidad de más investigación y datos sobre la Enfermedad de Parkinson y el embarazo. La falta de estudios amplios y bien documentados limita la capacidad de los médicos para hacer recomendaciones basadas en evidencia sólida.

Apoyo emocional y psicológico:

Reconocer la importancia del apoyo emocional y psicológico durante el embarazo. Las mujeres con Parkinson pueden beneficiarse de la terapia psicológica para manejar la ansiedad, la depresión y otros desafíos emocionales que puedan surgir.

Adaptaciones en el hogar:

Sugerir adaptaciones en el hogar para mejorar la seguridad y la comodidad de las mujeres embarazadas con Parkinson. Esto puede incluir modificaciones para reducir el riesgo de caídas y facilitar las actividades diarias.

Enfermedad de Parkinson en el contexto de otras enfermedades (comorbilidad)[5]

Síntomas:

Ante un empeoramiento repentino con acinesia (pérdida de movimiento), es crucial descartar causas infecciosas, metabólicas o relacionadas con la medicación.

Tener un listado de medicamentos que deben evitarse en el contexto del Parkinson es útil.

Durante ingresos hospitalarios, especialmente en pacientes mayores, el entorno hospitalario puede desencadenar agitación o desorientación. El manejo multidisciplinario, incluyendo logopedia, es esencial para abordar problemas como la disfagia y prevenir neumonías por broncoaspiración.

Curiosidad sobre cáncer y patología hepática:

Curiosamente, los pacientes con Parkinson tienen un 29 % menos de probabilidad de desarrollar cáncer y parecen ser menos susceptibles a enfermedades hepáticas. Aunque no se comprende completamente la razón, es un hallazgo interesante.

En resumen, la comorbilidad en el Parkinson es multifacética y requiere un enfoque integral. La anamnesis es un proceso de exploración clínica que consiste en ob-

---

5 Comorbilidad es la presencia de dos o más enfermedades en una persona al mismo tiempo.

tener información sobre la historia clínica de un paciente. Su objetivo es establecer un diagnóstico y el tratamiento más adecuado, detallado y la consideración de factores intercurrentes son esenciales en el seguimiento de estos pacientes.

La Enfermedad de Parkinson en el contexto de la comorbilidad presenta una serie de desafíos y consideraciones importantes que deben ser abordados con un enfoque integral y multidisciplinario.

Enfoque integral:

La comorbilidad en el Parkinson es multifacética y requiere un enfoque integral. La anamnesis detallada y la consideración de factores intercurrentes son esenciales en el seguimiento de estos pacientes. Un enfoque personalizado y multidisciplinario puede mejorar significativamente la calidad de vida de los pacientes con Parkinson. Esto incluye la colaboración entre neurólogos, internistas, fisioterapeutas, logopedas y otros especialistas para proporcionar un cuidado integral y personalizado.

Medicamento a evitar:

Tener un listado de medicamentos que deben evitarse en el contexto del Parkinson es esencial. Algunos medicamentos pueden interactuar negativamente con los tratamientos antiparkinsionianos, exacerbando los síntomas o causando efectos adversos. Es fundamental que los pacientes y sus cuidadores estén bien informados sobre estos medicamentos.

Manejo hospitalario:

Durante los ingresos hospitalarios, especialmente en pacientes mayores, el entorno hospitalario puede desencadenar agitación o desorientación. El manejo multidisciplinario, que incluya logopedia para abordar problemas como la disfagia y prevenir neumonías por broncoaspiración, es esencial para garantizar un atención integral y segura.

Educación del paciente:

Es fundamental educar a los pacientes y sus cuidadores sobre los posibles riesgos y beneficios de los tratamientos, así como sobre las interacciones medicamentosas. Empoderar a los pacientes con información precisa les permitirá tomar decisiones informadas sobre su salud.

Apoyo emocional y psicológico:

Reconocer la importancia del apoyo emocional y psicológico para los pacientes con Parkinson y sus familias. La terapia psicológica puede ser beneficiosa para manejar la ansiedad, la depresión y otros desafíos.

La Enfermedad de Parkinson en el contexto de otras enfermedades plantea desafíos únicos, pero con un enfoque integral y multidisciplinario, es posible mejorar significativamente la calidad de vida de los pacientes. La clave está en la educación, el apoyo y la personalización del tratamiento para cada paciente. A medida que la investigación avanza, es crucial seguir recopilando datos para mejorar las recomendaciones y el cuidado de estos pacientes. La decisión de tener hijos en el caso de mujeres en edad fértil, debe ser respetada y apoyada, garantizando siempre el bienestar de la madre y el bebé.

Enfermedad de Parkinson en el anciano[6]

Debido a que la Enfermedad de Parkinson es más frecuente en personas de edad avanzada, es habitual encontrar pacientes ancianos que sufren esta dolencia. Aunque las opciones de tratamiento en esta época de la vida no son muy diferentes a las que tenemos en pacientes más jóvenes (con excepción de la estimulación cerebral profunda en mayores de 70-72 años de edad), es conveniente matizar algunas peculiaridades, como la mayor facilidad para desarrollar alteraciones conductuales con determinados fármacos.

Teniendo en cuenta que a partir de los 65 años se duplica la probabilidad de desarrollar una enfermedad de Alzheimer cada 4 años de vida, la coexistencia de ambas patologías es mayor cuanto más longevo sea el paciente. Por ello es importante diferenciar la Enfermedad de Parkinson que aparece sobre un deterioro cognitivo, que puede aparecer en relación con la Enfermedad de Parkinson.

---

6 Conoce el Parkinson. (2019). Calidad de vida en la Enfermedad de Parkinson. https://conoceelparkinson.org/wp-content/uploads/2019/04/Calidad-de-vida-Parkinson-CEP.pdf

Además, el propio proceso de envejecimiento conlleva muchos de los síntomas propios del síndrome parkinsoniano, como mayor lentitud de movimientos, inestabilidad de la marcha o la rigidez. Esto supone un reto en algunas ocasiones para poder diferenciar lo que sería un mero proceso fisiológico de envejecimiento de un proceso patológico. La senectud conlleva también, como norma general, la concomitancia de otras enfermedades y, con ello, la polimedicación, por lo que es muy importante conocer y hacer un adecuado uso de los tratamientos.

Consejos para el paciente: A diferencia del paciente joven, con mayores inquietudes laborales y familiares, los pacientes de edad avanzada suelen precisar de más ayudas. Es imprescindible la adecuada comprensión de esta patología por familiares y cuidadores. Las asociaciones de pacientes pueden suponer un importante apoyo en los pacientes y sus familiares, tanto para conocer mejor la Enfermedad como para realizar un adecuado mantenimiento de sus capacidades funcionales mediante terapias de apoyo.

En pacientes con problemas de movilidad, ya sea por la Enfermedad de Parkinson en situación avanzada como por cualquier otra patología, es importante garantizar unas adecuadas medidas de movilización para evitar complicaciones en relación con el encamamiento. También es necesario poner al alcance del paciente todos los medios necesarios para evitar posibles caídas mientras mantenga su propia autonomía.

Los problemas psiquiátricos, como las alteraciones conductuales o los delirios (frecuentemente de celotipia hacia su pareja), también son comunes en estos pacientes, lo cual puede impactar a nivel familiar. Más allá del abordaje terapéutico, es esencial un adecuado control por parte de las personas cercanas, evitando enfrentamientos directos con el paciente y tratando de favorecer la tranquilidad en su entorno habitual.

Es de interés médico si la Enfermedad de Parkinson entraña con frecuencia importantes retos terapéuticos, la ancianidad no hace más que dificultar el adecuado control de los síntomas. Es importante tener en cuenta las peculiaridades de cada etapa vital, tratando de solucionar los problemas que mayor impacto generen en el paciente. El adecuado manejo de los tratamientos antiparkinsonianos reduce notablemente el desarrollo de complicaciones en pacientes de mayor edad.

Características en pacientes ancianos:

La prevalencia del Parkinson aumenta con la edad, y es común encontrar pacientes ancianos afectados por esta enfermedad.

Aunque las opciones de tratamiento no difieren significativamente entre pacientes jóvenes y ancianos (excepto la estimulación cerebral profunda, que se limita a mayores de 70-72 años), existen peculiaridades a considerar.

Los pacientes ancianos pueden ser más susceptibles a desarrollar alteraciones conductuales debido a ciertos fármacos.

Diferenciación entre Parkinson y deterioro cognitivo:

Es crucial distinguir entre la Enfermedad de Parkinson que se superpone a un deterioro cognitivo previo y el deterioro cognitivo que puede surgir en relación con el Parkinson.

El proceso de envejecimiento en sí mismo puede manifestar síntomas similares al síndrome parkinsoniano, como lentitud de movimientos, inestabilidad y rigidez.

Polimedicación y comorbilidades: La senectud conlleva la concomitancia de otras enfermedades y, por ende, la polimedicación. Es fundamental comprender y utilizar adecuadamente los tratamientos.

Las asociaciones de pacientes pueden brindar apoyo tanto para comprender mejor la enfermedad como para mantener las capacidades funcionales mediante terapias de apoyo.

Movilidad y de caídas:

En pacientes con problemas de movilidad, ya sea debido al Parkinson avanzado o a otras patologías, se deben implementar medidas adecuadas para evitar complicaciones relacionadas con el encamamiento y prevenir caídas.

La autonomía del paciente debe ser preservada, proporcionándole los medios necesarios para mantener su independencia.

Aspectos psiquiátricos y apoyo familiar:

Los problemas psiquiátricos, como alteraciones conductuales o delirios (a menudo celotipia hacia la pareja), son frecuentes en pacientes ancianos con Parkinson.

Además del tratamiento, el apoyo emocional y la comprensión por parte de familiares y cuidadores son esenciales para el bienestar del paciente.

Desafíos terapéuticos en la ancianidad:

La Enfermedad de Parkinson presenta retos terapéuticos, y estos desafíos aumentan en pacientes ancianos.

Testimonio de mi hija Laura Karina

Hace casi ocho años, una noticia inesperada llegó a nuestras vidas, cambiándolo todo. La desesperación, la tristeza y la angustia se apoderaron de nosotros al descubrir que el pilar de nuestra familia, mi padre, había sido diagnosticado con Parkinson. En ese momento, el desconocimiento sobre la enfermedad y la desinformación que encontrábamos en internet solo aumentaban nuestro miedo. No sabíamos qué esperar ni cómo afrontar lo que vendría.

El Parkinson dio un giro de 360 grados a nuestra vida familiar. Al principio, el temor de perderlo poco a poco invadía nuestros pensamientos. Sin embargo, con el tiempo, aprendimos que esta enfermedad no podía ser la vencedora. Gracias a la unión, el apoyo y, sobre todo, la comprensión de toda la familia, mi padre nos ha enseñado a enfrentarla con fuerza y dignidad. Él nos ha demostrado que, incluso cuando todo parece estar en tu contra, siempre hay una manera de seguir adelante.

Mi padre se ha convertido en nuestro mayor ejemplo de fortaleza. A pesar de los dolores de cabeza, la rigidez en su cuerpo y los insomnios que lo acompañan, ha sabido sobrellevar la enfermedad con una actitud admirable. Nos ha enseñado a reírnos de ella, a convivir con ella y, sobre todo, a respetarla. Con su ejemplo, hemos aprendido que el Parkinson no define quién es él, sino que es solo una parte de su vida que debemos entender y aceptar.

Con el paso del tiempo, hemos desarrollado una sensibilidad especial para detectar cuándo el Parkinson está afectando más de lo habitual a mi padre. Un cambio en su humor, una expresión en su rostro, son señales que nos indican que algo no está bien. Como familia, hemos aprendido a sobrellevar estos momentos con actitud positiva, apoyándonos mutuamente y recordando que, aunque haya días difíciles, también habrá días buenos.

Si tienes un familiar con esta enfermedad, mi consejo es que trates de conocerla, de entenderla y de luchar para que no invada tu alma de tristeza. Sé optimista. Aprovecha cada momento para hacer feliz a tu ser querido, para compartir risas y para realizar aquellas cosas que lo hagan sentir bien. Hoy puede ser un día difícil, pero mañana podría ser mejor. Lo importante es vivir el presente y crear recuerdos que perduren.

A veces, ver el sufrimiento de mi padre es muy duro. Sin embargo, en todos estos años, nunca lo he escuchado quejarse. Él ha aprendido a amarse y a entender al "señor Parkinson", como lo llamamos cariñosamente. Hay días en los que la enfermedad parece ganar terreno, pero también hay días en los que mi padre brilla con una fuerza que nos inspira a todos.

Claro que me he preguntado qué pasará cuando la enfermedad avance. El miedo a perderlo poco a poco es algo que me atormenta. Desearía que esto nunca hubiera sucedido, pero sé que Dios nos ha dado esta prueba como familia, y estamos decididos a enfrentarla juntos. El legado de mi padre ha sido siempre mantenernos unidos, y eso es precisamente lo que haremos.

La incertidumbre sobre el futuro ha quedado atrás. Hemos decidido vivir el hoy, amando y construyendo un muro de contención para mi padre. A través de esta experiencia, hemos descubierto que, incluso en medio de la adversidad, hay momentos de alegría y aprendizaje. El Parkinson ha llegado a nuestras vidas, pero no nos ha derrotado. Juntos, seguiremos adelante, con amor, respeto y una actitud positiva que nos permita enfrentar cualquier desafío.

La calidad de vida del paciente con el Sr. Parkinson[7] (CVRS)

Hace más de tres décadas que se introdujo el concepto de "calidad de vida" en la medicina, centrando el objetivo del cuidado médico en vivir mejor, en lugar de vivir más tiempo. En el ámbito sanitario, se habla de la calidad de vida relacionada con la salud (CVRS de ahora en adelante), un concepto que se define como la percepción del paciente sobre el impacto de la enfermedad y sus consecuencias en su vida. Es, por tanto, un juicio individual, subjetivo y multidimensional sobre los aspectos que se han determinado de vital importancia a la hora de valorar el estado de salud y el bienestar e incluyen:

----

7 Conoce el Parkinson. (2019). Calidad de vida en la Enfermedad de Parkinson. https://conoceelparkinson.org/wp-content/uploads/2019/04/Calidad-de-vida-Parkinson-CEP.pdf

1. **Estado físico:** el paciente valora, su capacidad para caminar, moverse, o la presencia o no de dolor.
2. **Estado psicológico:** el paciente refiere si tiene depresión, ansiedad o preocupación.
3. **Aspecto intelectual:** El paciente evalúa su capacidad para concentrarse o acordarse de las cosas.
4. **Aspecto funcional:** el paciente determina su capacidad para vestirse, asearse, comer, escribir.
5. **Relaciones sociales:** El paciente refiere sentirse cómodo o no en público, apoyado o no por amigos y familiares.

Se entiende que son valoraciones subjetivas e individuales porque los síntomas de la enfermedad impactaran a cada paciente de un modo diferente. Una persona con un temblor de reposo en la mano izquierda puede no darle importancia, no sufrir vergüenza y percibir que tiene una excelente CVRS; mientras que otra persona con el mismo temblor puede vivirlo como un síntoma invalidante porque trabajaba cara al público y ha tenido que darse de baja, refiriendo, por tanto, una pésima CVRS.

La CVRS es un constructor que da voz, y empoderamiento al paciente que puede describir su estado de salud desde su punto de vista.

La importancia de medir la CVRS en la Enfermedad de Parkinson (EP)

La principal razón por la cual es importante medir la CVRS en las enfermedades crónicas como la EP es que el objetivo del cuidado médico debe ser mejorar la calidad de vida. La CVRS es una información que viene directamente del paciente, por tanto, una información única (no se puede obtener por ninguna otra vía) y complementa la evaluación clínica del neurólogo, enfocándose en los aspectos de mayor interés para el paciente, ayudará también a explicar discrepancias entre las valoraciones clínicas del neurólogo y la valoración de mejoría del paciente, además, la EP es especialmente compleja ya que incluye múltiples síntomas que afectan tanto esferas motoras como no motoras. Las herramientas terapéuticas también tienen efectos sobre muchos ámbitos, por tanto, un concepto holístico como la CVRS, que tiene en cuenta el bienestar del paciente en su globalidad es un parámetro excelente a la hora de evaluar el beneficio de cualquier intervención (farmacológica, quirúrgica o terapéutica).

Por ejemplo, imagínense un paciente de 55 años, con una EP desde hace 3 años, que aqueja lentitud en la mano y la pierna derecha, e insomnio. Cuando acude a consulta, se le pauta un tratamiento para mejorar la movilidad. en una segunda valoración el paciente confirma que, en efecto, ha mejorado la agilidad de la mano, come, escribe y camina mejor; sin embargo, tiene mucha somnolencia y ha engordado 6 kgs por imparable apetencia por los dulces. Sí al valorar a este paciente solo se hace una evaluación motora y no se indaga en sus síntomas no motores, se irá a casa con el mismo tratamiento y con una calidad de vida peor que con la que vino al inicio.

Síntomas que afectan la CVRS

En las últimas décadas, se ha ampliado el espectro clínico de la EP para incluir los síntomas no motores, que pueden desarrollar hasta 30 síntomas como alteraciones del estado de ánimo (depresión y ansiedad), trastornos cognitivos (falta de memoria, planificación y concentración), alteraciones del comportamiento (impulsividad, delirios), afectación del sueño, molestias gástricas (estreñimiento, dificultades para tragar, exceso de saliva), alteraciones del control urinario (urgencia, aumento de la frecuencia nocturna) pérdida de peso, fatiga, y la presencia de sudoración excesiva o dolor.

Investigaciones recientes han establecido que, su conjunto, los síntomas no motores inciden más sobre la CVRS que los síntomas motores. La mayoría de los ensayos clínicos que investigan nueva molécula en comparación con placebo o con fármacos ya disponibles, ahora tiene como objetivo averiguar el efecto sobre la CVRS. Esto ha supuesto un cambio en la mentalidad de los laboratorios y neurólogos, centrándose en el bienestar del paciente según lo perciben.

La CVRS es la percepción del paciente sobre el impacto de la enfermedad y sus consecuencias en su vida. El objetivo del cuidado médico en la EP, al igual que en otras enfermedades crónicas, es mejorar la CVRS.

La CVRS es un parámetro que tiene en cuenta el conjunto de problemas que puede padecer un paciente con una EP y por tanto es muy útil a la hora de valorar la progresión de la enfermedad y el efecto de los tratamientos.

Se ha desarrollado y validado escalas genéricas y específicas con este fin. En su conjunto, los síntomas no motores de la enfermedad impactan más sobre la CVRS que los síntomas motores por lo que es importante incluir la CVRS, como objetivo principal en los ensayos clínicos que evalúan tratamientos de la EP.

Cuando la enfermedad avanza

En la Enfermedad de Parkinson (EP) hay una buena respuesta a la medicación durante los primeros años, lo que se llama "luna de miel". Sin embargo, con los años y debido al efecto de la medicación y la propia progresión de la enfermedad desarrollan complicaciones motoras, que como veremos se clasifican en fluctuaciones motoras y discinesias.

Estas aparecen entre el 30 % y 50 % de los pacientes a los 5 años de haber empezado con levodopa. Igualmente, con la evolución irán apareciendo síntomas axiales como problemas para tragar, hablar, de la postura (con tendencia a estar más encorvados), o problemas para caminar con bloqueos en la marcha (los pies se quedan pegados al suelo), lo que incrementa el riesgo de caída.

Los síntomas motores del Parkinson son los más reconocibles a simple vista. Empiezan siendo leves y progresan de forma lenta. Es frecuente que, en el Parkinson, los síntomas aparezcan sólo en un lado del cuerpo, para luego extenderse al otro lado. Hay síntomas que afectan a gran parte de los pacientes desde el inicio de la enfermedad, aunque posteriormente, debido al progreso de la neurodegeneración, surgen complicaciones como:

Temblor

Síntoma más conocido. Un 50 % de los pacientes inician la enfermedad con temblor. Suele ocurrir durante el reposo de forma regular y rítmica, y desaparece al adoptar una postura o moverse. Afecta más frecuentemente a las extremidades superiores, aunque su intensidad varía a lo largo del día y según el nivel de cansancio o ansiedad.

Rigidez

Aumento de la resistencia al movimiento pasivo de cuello y extremidades. Al principio no suele ser percibida, salvo en la exploración del neurólogo. Limita la movilidad y puede ocasionar dolor (en el Parkinson, síntoma también muy común y el primero que se detecta).

Bradicinesia, hipocinesia y acinesia

(Lentitud, disminución y falta de movimiento). Se manifiesta en fases iniciales en las manos. Los movimientos repetitivos se hacen cada vez más lentos. Hay pérdida de movimientos automáticos como el parpadeo. Cualquier movimiento requiere más esfuerzo y provoca fatiga.

Complicaciones motoras

Con los años, debido a la medicación y al progreso de la enfermedad, los pacientes desarrollan fluctuaciones motoras y discinesias. Aparecen entre el 30 y 50 % de los pacientes tratados con levodopa. Uno de los problemas es que el Parkinson es una enfermedad fluctuante. Hay diferentes estados motores. En ON, el paciente está bien, en OFF se encuentra mal, y en ON con discinesia el paciente está bien, pero con movimientos anormales. En un día normal, un paciente sufre los tres estados.

Para tratar fluctuaciones leves se pueden usar fármacos que prolonguen el efecto de la levodopa (Agonista Dopaminérgico, Rasagilina, Safinamida, Entacapona u Opicapona). Si las fluctuaciones motoras son graves, los pacientes pueden necesitar terapias más complejas como la cirugía y las bombas de infusión de medicación. Si el paciente sufre discinesias (presencia de movimientos involuntarios), se puede ajustar la medicación antiparkinsoniana o realizar una estimulación cerebral profunda. La infusión de levodopa enteral y apomorfina también pueden mejorarlas.

¿Cómo evoluciona esta enfermedad? Síntomas axiales de EP

Depresión y cambios emocionales

La depresión y los cambios emocionales pueden ser algunos de los primeros signos de la condición, manifestándose incluso antes de los problemas motores. Según la Sociedad Española de Neurología (SEN), hasta en un 40% de los casos la primera manifestación del Parkinson es la depresión. Este dato subraya la importancia de un diagnóstico y abordaje tempranos de la salud mental en la Enfermedad de Parkinson, enfatizando la necesidad de un enfoque integral que aborde tanto los aspectos físicos como emocionales de la enfermedad.

Dificultades para tragar y cambios en el habla

Las personas con Enfermedad de Parkinson pueden enfrentar desafíos en masticar, comer, hablar o tragar debido a la afectación de los músculos faciales, bucales y de la garganta. En concreto, el término para referirse a la dificultad para tragar es disfagia, que a menudo comienza levemente con tos a la hora de comer, pero puede progresar con el tiempo hasta convertirse en un síntoma crítico. Estos problemas pueden llevar a la malnutrición y el riesgo de aspiración. Además, la voz puede volverse más suave y monótona, dificultando la comunicación efectiva.

Estreñimiento

Uno de los síntomas más comunes y tempranos, el estreñimiento puede preceder a los síntomas motores, afectando significativamente el bienestar. Este problema digestivo se debe a la ralentización del movimiento intestinal, un efecto de la EP sobre el sistema nervioso autónomo que regula funciones corporales involuntarias. La gestión adecuada incluye cambios en la dieta, aumento de la ingesta de fibra y líquidos, y ejercicio regular.

Problemas para dormir

Las alteraciones en el sueño pueden preceder a los síntomas motores más reconocibles, ofreciendo una ventana temprana, aunque a menudo pasada por alto, para la detección de esta enfermedad. Insomnio, trastorno de conducta del sueño REM, somnolencia diurna excesiva, son algunos de los diferentes síntomas que se pueden percibir y que estarían relacionados con el Parkinson.

Dolor

El dolor puede surgir por alguna de estas causas:

- Dolor musculoesquelético relacionado con la mala postura, la inadecuada función mecánica o el desgaste físico.
- Dolor radicular, por lo general relacionado con la artritis en el cuello o la espalda.
- Dolor por distonía, torsión constante de un grupo de músculos o parte del cuerpo en una postura forzada.
- Dolor acatistico debido a la inquietud extrema.
- Un raro síndrome doloroso conocido como dolor "primario" o "central" que surge del cerebro.

Disfunción sexual

En pacientes con Parkinson puede manifestarse de diversas maneras, incluyendo disminución del deseo sexual, dificultades con la excitación y disfunción eréctil en hombres. Estos problemas sexuales pueden ser resultado directo de los cambios neurológicos provocados por la Enfermedad de Parkinson, así como efecto secundario de los medicamentos utilizados para tratarla.

Psicosis y alucinaciones

Las alucinaciones visuales se han descrito desde hace años como un fenómeno asociado a la Enfermedad de Parkinson. Se pueden dar hasta en el 40 a 50% de los pacientes. Aunque inicialmente se relacionaron con la toma de fármacos como agonistas dopaminérgicos o anticolinérgicos, estudios recientes han encontrado una mayor relación con una función cognitiva deteriorada, tiempo prolongado de evolución de la enfermedad, mayor severidad motora, disautonomía (mareos, estreñimiento, disfunción eréctil, etc.), rigidez axial, síntomas depresivos, y menor agudeza visual que con las dosis de terapia dopaminérgica.

Las alucinaciones tienden a empeorar en frecuencia y severidad, siendo frecuente que los pacientes pierdan la autocrítica de las mismas (al principio se dan cuenta que lo que ven no es real). La fenomenología de las alucinaciones varía con la evolución de la enfermedad. En los primeros 5 años, suelen ser menores y fugaces con autocrítica preservada, ya sea en forma de ilusiones ópticas (cambios de forma y color), alucinaciones presenciales (sensación de estar acompañado por una persona colocada por detrás de los hombros), o alucinaciones de pasajes (sombras, personas o animales que aparecen intermitente y fugaz y por la periferia del campo visual).Con la evolución, se vuelven más estructuradas, en forma de personas fallecidas, conocidas o anónimas (70%), animales (30%), y partes del cuerpo aisladas u objetos móviles (10%).

En estadios avanzados, el paciente puede perder la autocrítica y asociar sintomatología delirante, fundamentalmente paranoide o celotípica. Otros delirios pueden ser de grandeza, de control, religiosos, de culpa, de lectura, difusión, robo e inserción del pensamiento. Un 10% puede presentar también alucinaciones auditivas, táctiles o gustativas, generalmente asociadas a otras visuales complejas.

Las alucinaciones tienen un impacto negativo sobre el paciente, siendo un factor asociado a institucionalización y mortalidad. Su origen fisiopatológico se basa en una disfunción combinada de la corteza prefrontal dorsolateral y áreas de procesamiento visuoespacial dependientes de la corteza parietooccipital. Anatomopatológicamente, la presencia de alucinaciones se ha correlacionado con un depósito mayor de cuerpos de Lewy en varias áreas, fundamentalmente la amígdala.

Trastornos de control de impulsos

El trastorno de control de impulsos, consiste en impulso irrefrenable de consumir una sustancia o de llevar a cabo una determinada conducta o actividad, precedida de tensión interna y excitación y placer o satisfacción al realizarla. Pueden ser muy graves, ocasionando un efecto disruptivo sobre las relaciones familiares, sociales y laborales y puede afectar a más del 15% de los pacientes.

Entre los tipos de trastornos se encuentra la ludopatía (adicción a las tragaperras y juegos de azar o apostar), adicción a la levodopa (es llamado síndrome de disrregulación dopaminérgica), compras compulsivas hipersexualidad (conducta impulsiva por tener relaciones sexuales), ingesta compulsiva de alimentos, adicción a

También se sabe que, con la progresión de la enfermedad, la mayoría de los pacientes con EP (más del 40% después de 4-6 años de terapia con levodopa) desarrollan complicaciones motoras, principalmente fluctuaciones y discinesias. El fenómeno de deterioro de fin de dosis o *wearing off* es el más frecuente y el primero en aparecer.

La patofisiología del *wearing off* consiste en un deterioro de fin de dosis que tiene estrecha relación con los periodos de toma de levodopa; se producen fluctuaciones asociadas cuya latencia disminuye progresivamente a medida que avanza la enfermedad; es multifactorial, aunque generalmente se piensa que refleja la gravedad de la enfermedad, es decir, el grado de degeneración de las neuronas de dopaminérgicas presinápticas nigroestriatales, produciendo una falta de almacenamiento de levodopa y una incapacidad resultante de estabilidad funcional ante la más mínima variación en la disponibilidad de la levodopa. También se cree que el *wearing off* (aparición de los síntomas parkinsonianos al final de una dosis de medicación antiparkinsoniana, y antes de la siguiente toma del fármaco.), puede deberse a mecanismos centralmente mediados que incluyen las alteraciones en la sensibilidad del receptor y cambios en la respuesta de farmacodinámica.

Es sabido que, después de 5 años de tratamiento, el 21% de los pacientes tiene fluctuaciones y el 13% discinesias. Cifra que aumenta exponencialmente hacia los 10 años de tratamiento, en los que las fluctuaciones afectan al 100% de los casos y las discinesias al 87% de los pacientes.

Ejercicio y cerebro en Parkinson: Estudios en animales[9]

Estudios en modelos animales, la mayoría de investigadores creen que además de ayudar con el movimiento, el ejercicio puede influir sobre la progresión de la EP. Aunque no se conocen bien los mecanismos, se piensa que cuando una persona con Parkinson empieza una nueva actividad como, por ejemplo, un programa de ejercicios —especialmente si hay oportunidad de interacción social— pueden presentarse cambios en la estructura y función del cerebro. El momento de iniciar un programa de entrenamiento después del diagnóstico de Parkinson también puede ser relevante. En estudios recientes, ratas parkinsonianas fueron forzadas a apoyar la extremidad impedida durante el ejercicio, mientras que la extremidad menos impedida se restringía con un yeso. Los animales que se ejercitaron inmediatamente después de la lesión parkinsoniana mostraron una mayor retención de las células nerviosas que producen dopamina y menos síntomas severos posteriores. Las ratas que empezaron el programa de ejercicios más tarde fueron peor: tuvieron síntomas más pronunciados de Parkinson y presentaron

---

9 información recabada en la página de la parkinson's foundation. https://www.parkinson.org/espanol/entendiendo-parkinson/que-es-parkinson

mayores daños cerebrales. En otras palabras, mientras más pronto se inicie el ejercicio, mejor. En otro estudio animal, se mostró que el ejercicio, representado por medio de ratas corriendo en una rueda, aumentaba el número de nuevas neuronas productoras de dopamina, comparado con ratas sedentarias. En estos modelos animales el ejercicio parece tener un efecto neuro protector del cerebro.

¿Implicaciones para personas con Parkinson?

Si los resultados en animales se aplican a humanos, la fisioterapia o un programa de ejercicios podría prevenir o retrasar aspectos incapacitantes de la enfermedad. Es importante que las personas con Parkinson inicien y continúen ejercicios y fisioterapia tras el diagnóstico. Ni la edad, ni la etapa de la enfermedad, deben considerarse factores limitantes en la decisión de hacer ejercicio. Los resultados de los estudios hasta la fecha son alentadores y el mensaje para las personas con Parkinson está claro: ¡busquen oportunidades para hacer ejercicio!

Necesidad de un seguimiento integral para pacientes con Parkinson

El seguimiento de los pacientes con Parkinson por parte de los médicos generales y neurólogos se basa principalmente en la prescripción de medicamentos. Las consultas suelen limitarse a revisar la presión arterial y entregar los medicamentos necesarios, sin llevar un seguimiento detallado de la calidad de vida relacionada con la salud (CVRS) del paciente. Esto puede impactar negativamente en la calidad de vida de las personas con Parkinson.

Importancia de la CVRS

Como lo vimos unos apartados atrás, la CVRS es esencial en la evaluación clínica de los pacientes con Parkinson. Incluir esta información en el expediente clínico permite a los especialistas centrarse en aspectos que pueden mejorar la calidad de vida de los pacientes. La Enfermedad de Parkinson no solo afecta la motricidad, sino también diversas áreas motoras, por lo que un seguimiento integral es crucial.

Falta de especialistas

En las instituciones de salud pública en los estados y municipios de México, como el ISSSTE y el Seguro Social, a menudo no se cuenta con un especialista en Parkinson o de trastornos del movimiento, lo cual afecta negativamente el seguimiento y tratamiento adecuado de los pacientes. La rotación frecuente de trabajadores de la salud también complica la continuidad en la atención.

Avances de la investigación en la Enfermedad de Parkinson

Investigación actual

La investigación de la Parkinson's Foundation[10] ha llevado a avances en el tratamiento y la mejora de la atención médica trayendo esperanza en la comunidad. El campo de la investigación sobre el Parkinson está en constante evolución.

Diagnóstico y tratamiento

Los científicos están explorando formas de identificar biomarcadores para la EP, lo que podría llevar a un diagnóstico más temprano y tratamientos más personalizados para frenar el proceso de la enfermedad. Actualmente, todas las terapias mejoran los síntomas, pero no frenan ni retardan la progresión de la enfermedad.

La diferencia entre el Parkinson y el parkinsonismo[11]

El primero es una enfermedad degenerativa, el segundo es una manifestación de la Enfermedad de Parkinson,

---

10 Información recabada en la página de la parkinson's foundation. https://www.parkinson.org/espanol/entendiendo-parkinson/que-es-parkinson

11 Información recabada en: https://conoceelparkinson.org/diagnostico/diferencias-parkinson-parkinsonismo/

o de otra dolencia, es decir, lo que llamamos un síndrome, que puede ser por muy diversas causas: fármacos, infartos cerebrales y otras enfermedades degenerativas.

Tipos de parkinsonismo

Existen diferentes formas de clasificar los parkinsonismos, pero en términos generales se pueden agrupar en dos grandes categorías:

1. Parkinsonismo secundario

Este tipo de parkinsonismo se debe a una causa identificable distinta de la Enfermedad de Parkinson. Uno de los más frecuentes es el inducido por el uso crónico de fármacos que interfieren en la producción de dopamina. En estos casos, al ajustar o suspender la medicación, los síntomas —que suelen incluir lentitud, temblor y rigidez de manera simétrica— tienden a desaparecer.

También se incluyen en esta categoría los parkinsonismos causados por exposición a agentes tóxicos, enfermedades vasculares o trastornos metabólicos cerebrales, como la enfermedad de Wilson. Su diagnóstico suele ser más accesible para el neurólogo, ya que existen signos característicos que permiten diferenciarlos.

2. Parkinsonismo plus

El parkinsonismo plus abarca un grupo de trastornos neurodegenerativos que comparten algunas características con la Enfermedad de Parkinson, pero que presentan síntomas atípicos, progresan más rápidamente y no responden a la medicación dopaminérgica.

Dentro de esta categoría, se destacan tres enfermedades principales:

- **Parálisis Supranuclear Progresiva (PSP):** Se caracteriza por un parkinsonismo simétrico, tendencia al mutismo en lugar de dificultades en el habla y movimientos repetitivos de cierre de ojos. Su rasgo distintivo es la limitación en la mirada vertical (especialmente al intentar mirar hacia arriba), el retrocollis (posición del cuello hacia atrás) y las caídas tempranas hacia atrás debido a un marcado desequilibrio.
- **Atrofia Multisistémica (AM):** Aunque comparte síntomas con la Enfermedad de Parkinson, se distingue por la presencia de disautonomía severa (problemas en la regulación de la presión arterial, disfunción urinaria y trastornos del sueño), además de síntomas cerebelosos y piramidales.
- **Degeneración Corticobasal (DC):** Se manifiesta con rigidez asimétrica, mioclonías, alteraciones en la coordinación y fenómenos como la "mano alienígena", en la que el paciente experimenta movimientos involuntarios en una de sus extremidades.

El diagnóstico del parkinsonismo plus es complejo y requiere una evaluación detallada por parte del neurólogo para diferenciarlo de otras formas de parkinsonismo y determinar el tratamiento más adecuado.

Si bien el Parkinson es una enfermedad neurodegenerativa bien definida, el parkinsonismo es un síndrome que puede tener múltiples causas, desde el uso de ciertos fármacos hasta enfermedades neurodegenerativas distintas y dado que el diagnóstico diferencial es clave para determinar el tratamiento adecuado, la evaluación por parte de un neurólogo especializado es fundamental para garantizar un abordaje preciso y oportuno.

Testimonio de mi hija Mónica Aline

El día en que nos dijeron que mi papá tenía una enfermedad degenerativa es inolvidable. "¿Cómo que mi papá está enfermo?", pensé. Mi hermana Claudia, muy fuerte, me dijo: "Tenemos que apoyarlo". Sin duda, fue el día más triste de mi vida. Desde ese momento, sin dudarlo, comenzamos a estar con él, apoyándolo desde el día del diagnóstico.

Con el paso del tiempo, fuimos entendiendo su enfermedad. Sus cambios de humor eran terribles; él mismo dice ahora que era como un tráiler con 36 cambios y los metía todos en un solo día. En realidad, nadie sabía cómo se sentía él: a veces molesto, a veces triste, a veces muy feliz. A pesar de todo el proceso que le ha tocado enfrentar, sigue firme. A pesar de no poder controlar sus piernas de un día para otro, de estar caminando e ir a trabajar como si nada, nuestras vidas dieron un giro completo.

Recuerdo que, en su última cirugía de lumbares, donde le pusieron seis tornillos y dos placas en su columna, estaba muy nerviosa porque en realidad no sabíamos qué sucedería. Era muy riesgoso. Después de ocho largas horas de espera, sabiendo solamente que la cirugía se estaba complicando, salió el doctor y le dijo a mi mamá: "Todo está bien. Rodolfo es una persona muy fuerte. Solo falta que despierte". Después de varias horas en recuperación, todo se volvió gris. Tanta anestesia le causó una ansiedad inimaginable, y se tomó la decisión de proceder a dormirlo. ¿Cómo? ¿Por qué así? Él es tan fuerte que pudo con eso y más.

Lo admiro tanto. Cuando llegó del hospital a casa y se escuchó que abrieron la puerta, sentí un alivio inexplicable. Verlo entrar por esa puerta, caminando, cada paso que daba, es una sensación tan extraña que recuerdo y no paro de llorar. Porque en realidad él lucha cada día con esta enfermedad. A pesar de sentirse mal, nunca nos ha demostrado eso. Siempre tan positivo, tan alegre. No quiero imaginarme el día que no esté.

Por el momento, dice que no lo limiten. No le gusta que le pregunten si necesita ayuda porque siempre dice: "Yo puedo", y con trabajos ahí está, sigue haciendo los arreglos de la casa, pintando, arreglando la electricidad y la plomería. La verdad es que sabe hacer de todo, hasta cocina delicioso. Ese es mi padre, lleno de energía. Aunque ya en la tarde lo veo sentado en su sillón preferido o en su computadora, leyendo cosas legales o buscando información sobre su enfermedad. Por él sabemos muchas cosas y estamos informados de cómo es vivir con el Sr. Parkinson.

Mi padre sabe de todo, y lo que no, lo inventa. Pero ya veo cambios significativos después de casi ocho años viviendo con el Sr. Parkinson. Lo veo más lento, pero sigue terco, trabajando en sus asesorías legales. Dice que está mal de los movimientos de su cuerpo, no de la mente o de la cabeza. Por lo tanto, sigue siendo un poco gruñón, pero sigue teniendo la misma esencia. Todos, hasta los yernos, le piden consejos y ayuda cuando se ven en situaciones complicadas, especialmente en lo monetario. En el caso de los nietos, él también los cuida. Él sigue y seguirá siendo uno de los pilares de esta familia, junto con mi madre.

La resiliencia de mi padre es algo admirable. Vivir con esta enfermedad no ha sido fácil, pero él siempre encuentra la manera de seguir adelante. A veces, lo perdemos en sus pensamientos, cuando se queda mirando al fondo de su corazón, ensimismado en sus recuerdos. En esos momentos, es como si estuviera librando una batalla interna, buscando la fuerza para seguir adelante. Pero siempre vuelve a nosotros, con una sonrisa y la determinación de no dejar que el Parkinson defina su vida.

Parte II

UN POCO DE MI RELACIÓN PERSONAL VIVIENDO CON EL SR. PARKINSON

El desarrollo del Sr. Parkinson en mi vida

Han pasado ya 7 años desde que convivo con el Sr. Parkinson. En la actualidad tengo 59 años. Siete años en los que he sido muy consciente de los cambios que he tenido durante este tiempo, luchando desde que me levanto hasta que anochece.

Hoy en día ya no puedo salir a correr, no puedo bailar ya que mi rigidez no me lo permite. No tiemblo, pero mis nietos me preguntan porque soy lento y porque camino encorvado. Antes podía hacer todo lo que me propusiera: pintar la casa, mover muebles, lavar platos, lavarme los dientes o rasurarme.

Queridos amigos, tener como compañero de vida al Sr. Parkinson es para siempre, hasta que dejes de existir. Hay tremendos cambios que ni te imaginas. Me siento siempre cansado, se me nota en la cara, los ojos ya no brillan como antes. En ocasiones me duelen todas las articulaciones, y casi siempre siento el cuerpo apretado, contracturado. Por eso, las terapias físicas son esenciales para quienes vivimos con el Sr. Parkinson, ya que pueden mejorar significativamente y reducir los síntomas. En lo personal, por las mañanas hago ejercicios de estiramiento y flexibilidad, lo que me ayuda a disminuir los síntomas.

La terapia física me ha permitido mejorar la coordinación y el equilibrio, reduciendo el riesgo de caídas y lesiones. Asimismo, hago ejercicios de resistencia y fortalecimiento muscular con pesas, lo que me ayuda a mantener la movilidad y la independencia en las actividades diarias.

Como ya comenté, en las mañanas practico yoga para la flexibilidad de mis articulaciones, lo que me ha ayudado a reducir la rigidez muscular y a realizar movimientos más suaves. Además, la terapia física ha corregido mi postura, reduciendo el dolor y la incomodidad.

El ejercicio también ha disminuido la depresión y ha mejorado mi estado de ánimo. Aunque sé que no existe una cura para quienes vivimos con el Sr. Parkinson, se dice que el ejercicio puede ralentizar la progresión de los síntomas y mejorar la calidad de vida a largo plazo.

Hoy tengo lágrimas en los ojos porque rasurarme se ha vuelto difícil, a veces me corto y es toda una osadía quitarme el vello de la barba y el bigote. También cepillarme los dientes me cuesta trabajo; a veces estoy demasiado rígido y los dedos de mi mano demasiado entumecidos y no puedo agarrar apropiadamente el cepillo. Incluso, estar escribiendo estos párrafos me cuesta trabajo; escribir a puño y letra, ni se diga, me costaría más trabajo, el simple hecho de poder agarrar un lápiz o pluma requiere que deba utilizar la otra mano para acomodar el lápiz por la rigidez de mis dedos.

Otra de las dificultades que tengo es no poder doblar una camisa o una sábana, hace 7 años podía hacerlo fácilmente, esos cambios han sido lentos, pero ya noto las diferencias. Pero si hago enojar al Sr. Parkinson, me tendrá en una silla de ruedas, así que debo ejercitarme a diario para contrarrestar las dolencias neuropáticas, la rigidez etc.

Comencé a tomar el medicamento denominado pramipexol, pero dejó de hacerme efecto después de los 3 años. Es común que los medicamentos para el Parkinson, como el pramipexol, pierdan efectividad con el tiempo. Esto puede deberse a varios factores, como la progresión de la enfermedad o la forma en que el cuerpo metaboliza el medicamento.

Posteriormente el neurólogo me recetó levadopa con carbidopa. Al principio un cuarto de pastilla, me hacía sentir bien, como si el Sr. Parkinson no estuviera conmigo, pero con el paso del tiempo ese cuarto de pastilla, se volvió media cada 8 horas y hace un año una cada 4 horas, mi cuerpo exige más dopamina para funcionar bien.

A veces me siento depresivo porque no puedo hacer muchas cosas, la familia es crucial en estas condiciones. Su apoyo emocional como es la presencia y el cariño pueden proporcionar un sentido de seguridad y pertenencia, asimismo se reduce el estrés y la ansiedad, ya que ayudan en las tareas cotidianas como vestirse, bañarse y preparar comidas, permitiendo que se mantenga la independencia y nuestra dignidad.

El aislamiento social es un problema para los que vivimos con el Sr. Parkinson, pero para eso está la familia para mantener las conexiones sociales y actividades, lo que es importante para nuestro bienestar emocional.

No hay mejor monitoreo que el de la familia al observar cualquier cambio en los síntomas y asegurarse de que se sigan los tratamientos médicos correctamente.

Hay que entender también que una familia informada y educada sobre el Sr. Parkinson permite una atención más efectiva y empática.

En resumen, la familia no solo proporciona apoyo práctico, sino también un apoyo emocional y psicológico que es invaluable para alguien que enfrenta el vivir con el Sr. Parkinson. El amor, la comprensión y la paciencia de los seres queridos pueden marcar una gran diferencia en la calidad de vida que se puede tener a través del tiempo.

También es necesario que las personas a tu alrededor entiendan los cambios que trae el Sr. Parkinson.

Esta situación de salud degenera mi estado físico y mental cada día. No quiero tapar el sol con un dedo. En estos siete años he sentido como las cosas que hacía con facilidad, hoy se me dificultan. Escribir es difícil, mi letra se vuelve más pequeña y casi ilegible.

Las personas sanas no siempre entienden que esta condición es dolorosa. Derivado de la rigidez, las actividades más simples, se han vuelto más difíciles, asimismo mis articulaciones me duelen todos los días; tomo pastillas como gabapentina y celecoxib, un medicamento antiinflamatorio utilizado para aliviar el dolor, la inflamación, la rigidez y la sensibilidad. Pero el tiempo pasa rápido y no perdona a nadie, llegando al momento de depender de otras personas, aunque todavía ese no es mi caso.

Es una situación de tremenda impotencia no poder moverse como antes y e irse deteriorando cada día más, sabiendo que perderás varias batallas y, finalmente, la guerra. No hay manera que deje de vivir conmigo y la única forma que el Sr. Parkinson se vaya, es que "muera" mi cuerpo.

Mi sentir, en lo personal, después de casi ocho años viviendo con el Sr. Parkinson, ha sido una batalla constante. Hoy ya lo conozco y se cómo reaccionará si no tomo los medicamentos a tiempo. He tenido episodios de depresión, pero tengo una familia que me quiere y me cuida. Tengo la dicha de tener una esposa y unas hijas que me aman, así como un sobrino que me apoya en todo lo posible, es invaluable su apoyo y comprensión hacia mi persona. Practico yoga, lo cual me ayuda a saber respirar para tranquilizarme en momentos críticos de la enfermedad y además el hacer yoga diario me ayuda a descontracturar mis músculos.

La llegada del Sr. Parkinson fue una sorpresa para toda mi familia. Soy el primero en tenerlo en todas las generaciones de mi familia. Por alguna razón suceden las cosas, siempre he dicho que nada es por casualidad, en esta vida creo en que todo está conectado por algo o por alguien y ahora debo vivir con la mayor calidad posible y no ver mi situación como un problema. Si no tiene cura ¿para qué preocuparse? Mi familia ha hecho todo lo posible para que no me deprima, y me siento bien cuando están todos acompañándome y apoyándome en todo lo que puedan, no me siento desvalorado; al contrario, mis hijas me tratan como si no conviviera con el Sr. Parkinson, siguen pidiendo mi apoyo y, aunque me cuesta hacer algunas cosas, les comento que no me limiten y que cuando sea yo el que necesite ayuda, lo pediré sin problema. Esto lo han entendido y me da más fortaleza al ver que esforzándome puedo hacer las cosas y eso me hace sentir útil.

Siempre he comentado con mi esposa e hijas que el límite para hacer las cosas es mental. Si uno configura su mente con límites, no podrás hacer las actividades. Les pido que me cuiden, pero sin exagerar, porque, aunque es bonito que se preocupen, a veces es perjudicial, ya que me hace dependiente de mi familia y eso por el momento no lo requiere mi cuerpo.

Lo más importante que me ha funcionado a mí es estar consciente de que tengo una enfermedad que avanza día a día, pero que tampoco debo esperar sentado a que me consuma. Esto es como la guerra: hay que actuar informándose sobre el Sr. Parkinson, hacer ejercicio diario, tomar los medicamentos a diario en tiempo y forma y llevar un registro de lo que se siente en el cuerpo. Estar activo en lo que te apasiona y nunca rendirse, porque no hay fuerza más poderosa que la mente humana y quien aprende a dominarla lo puede todo.

Mi historia con el Sr. Parkinson

Después de la cita con el neurocirujano pensé que con unas pastillas sería suficiente para aliviar las molestias de todo mi cuerpo. Sin embargo, quedé más preocupado cuando el neurocirujano me envió directamente con el neurólogo para que me diera un diagnóstico certero sobre porqué se me estaba contracturando mi cuello a la altura de las cervicales y toda la parte derecha de mi cuerpo.

Cuando estuve en el consultorio del neurólogo, me preguntó qué me sucedía. Le comenté que tenía un tiempo con dolores de cabeza, que no desaparecían y también sentía una constante contractura en el lado derecho de mi cuerpo.

Entregándole los resultados de la resonancia magnética del cerebro —misma que llevaba una nota de la cual no me había percatado y que decía "posible parkinson"—, después de hacer la revisión de los resultados, me hizo realizar una serie de pruebas físicas:

- Mover los dedos de las manos.
- Caminar un tramo dentro del consultorio observando mi andar.
- Mover los brazos hacia arriba y hacia abajo, a un lado y al otro.
- Contar de 100 al 70.

El neurólogo se quedó pensativo, volvió a revisar los estudios y me preguntó:

"¿Tomas alcohol?", a lo que conteste que sí, que tomaba de una manera social con los amigos. "¿Te drogas?", mi respuesta contundente fue que no y bromeé con el doctor diciéndole que, si debía pensar en mí como cliente asiduo de las drogas, la única droga que tenía era mi familia porque tenía que trabajar para que estuvieran bien.

El neurólogo, sin embargo, ni siquiera sonrió al oír ese charrasquillo (chiste) por lo que sentí que era serio lo que me pasaba.

Recuerdo claramente que me expuso:

"Tengo dos noticias una buena y una mala: ¿cuál quieres primero?"

Le contesté que la mala. Me comentó que estaba en el principio de una enfermedad degenerativa, "tu cerebro ya no produce dopamina", me dijo y le pregunté qué me explicara cómo era eso. Me contestó que la dopamina es el neurotransmisor, catecolaminérgico más importante del sistema nervioso central, y es el que regula las funciones, como la conducta motora, la emotividad y la afectividad, así como la comunicación neuroendocrinas,. En otras palabras, el doctor me dijo: tienes EP (la Enfermedad de Parkinson).

Atónito no supe qué decir, me quedé en shock porque sabía de algunos casos y que dicha enfermedad era degenerativa, y que, en determinado momento de la vida, dependiendo de la velocidad que avanzara, tendría que depender totalmente de otra persona.

Eso fue un golpe fuerte ya que en mi vida nunca imaginé tener que vivir con el Sr. Parkinson y mucho menos que se me fuera desarrollando de tal manera. Pensé: "ya estoy pagando facturas de lo que hice mal en esta vida".

Así fue la presentación de gala que me hizo el Sr. Parkinson. En eso le pregunté al doctor cuál era la buena noticia y me dijo: "La buena es que no te morirías de Parkinson como tal", ante ese comentario no pude evitar pensar: "¿Qué buena noticia es esta?".

El Neurólogo me recetó pramipexol, el primero de muchos medicamentos que tomaría para aliviar las molestias, las cuales sentiría cada día más intensas, dependiendo de la etapa de la enfermedad.

El pramipexol es un agonista de dopamina, cuya función es sustituir la dopamina que haga falta al cuerpo, en pocas palabras, la dopamina es la gasolina del organismo. Sin ella, todo el cuerpo se degenera por la ausencia de esta sustancia. Salí del consultorio junto a mi esposa. Ella me dijo "No te preocupes, vamos a ver otras opiniones médicas, por lo pronto hay que surtir la receta".

Hago un paréntesis aquí porque al saber que nada sería igual en algunos años, hizo que se me asomaran las lágrimas. Mi esposa vio mi semblante diciéndome palabras de aliento que hasta hoy le agradezco mucho, ya que me han hecho más fuerte para soportar al Sr. Parkinson.

Unos días después de recibir mi diagnóstico, mi esposa preocupada hizo cita con un neurólogo de Guadalajara para oír otra opinión médica, con la esperanza de que tuviera otro diagnóstico. Cuando llegamos a Guadalajara con el nuevo neurólogo, una persona de edad, muy serio, me realizó también pruebas físicas:

Caminé de un lado a otro, levanté los brazos, conté del 100 al 1, es decir al revés. Finalmente, el neurólogo se sentó y me dijo "ya no le busque más, ni gaste más su dinero. Usted tiene la Enfermedad de Parkinson".

Ahí estaba presente ya definitivamente en mi vida el Sr. Parkinson, toda mi vida estaría acompañado de una figura que cada día me iría deteriorando más y más, desgastándome física y neurológicamente. Nunca esperé tener que vivir con algo que me hiciera daño internamente, sentí mucho temor porque sabía que era una enfermedad que no tenía cura. Los sentimientos encontrados se agolparon en mi cabeza, aunque contaba con un trabajo estable, era preocupante ya que con el tiempo nada sería igual.

La vida tenía que seguir y debemos afrontar las cosas con fortaleza, entereza y madurez, ya que lo que no te mata te fortalece. Esa noche no pude dormir pensando en el por qué me había tocado vivir con el Sr. Parkinson. Sin embargo, prometí no darme por vencido y tratar de sobrellevar la enfermedad de la mejor manera posible. Decidí buscar lo positivo, si es que lo había, y si no, encontrar ese lado, para el bienestar de mi salud mental.

Lo que realicé posteriormente fue informarme y conocer la enfermedad, sus síntomas y tratamientos disponibles, entender lo que estaba pasando en mi cuerpo, lo cual redujo la incertidumbre y el miedo.

Buscar la información de fuentes confiables y hablar con profesionales de la salud para obtener una perspectiva clara y precisa, es fundamental para transitar esta situación.

Considero que se debe buscar apoyo emocional, con amigos y familiares, y hablar abiertamente sobre los sentimientos y las preocupaciones, pudiendo encontrar consuelo y motivación. Participar en grupos de apoyo, donde se puede compartir experiencias y consejos con otras personas que enfrentan la misma situación. También es imprescindible practicar la respiración profunda y el *mindfulness* (es la focalización de la atención en el momento presente) la cual sirve para un autocontrol, mayor resiliencia, ayuda a manejar el estrés y la ansiedad y mejorar los niveles de concentración y de memoria. También hay que fijarse metas alcanzables, para mantener la motivación y el sentido de propósito, celebrar los logros por pequeños que sean, para mantener una actitud positiva. Importante también realizar ejercicio regularmente, según lo recomendado por los médicos, ya que la actividad física puede mejorar el estado de ánimo y la salud general.

Se puede participar en actividades que fomenten la movilidad y la flexibilidad, como el yoga o la fisioterapia. Para encontrar el equilibrio mental, se debe aceptar la enfermedad como parte de la vida y no como un obstáculo insuperable. La aceptación no significa resignación, sino reconocer la situación actual y trabajar dentro de tus limitaciones.

Debemos practicar el autopositivismo y centrarse en las cosas que todavía se pueden hacer. Buscar aspectos gratificantes en la vida diaria y mantener una actitud optimista frente a los desafíos.

Absolutamente, practicar el autopositivismo es crucial cuando se enfrenta a la Enfermedad de Parkinson. Mantener una actitud positiva puede tener un impacto significativo en la calidad de vida y en el manejo de la enfermedad.

Hay que enfocarse en lo que puede hacer uno, en lugar de centrarse en las limitaciones que vivir con el Sr. Parkinson puede traer. Celebrar las pequeñas victorias diarias puede hacer una gran diferencia.

Se debe tener metas claras y alcanzables esto puede proporcionar un propósito y un logro, pueden ser pequeñas como caminar ciertas distancias cada día e irlas superando, o aprender una nueva habilidad.

He aprendido a reflexionar sobre las cosas por las que estoy agradecido, esto me mantiene con una perspectiva positiva en mi vida.

Es importante mantener relaciones con personas que te apoyen y te motiven, la compañía de amigos y familiares que te brinden ánimo y comprensión es invaluable.

En mi caso realizo actividades que me hacen feliz o que me gusta hacer y eso ha mejorado mi bienestar emocional, por ejemplo, leer y escuchar música son unos de mis pasatiempos favoritos. Es crucial dedicarle tiempos a lo que se ama hacer.

Como lo he repetido muchas veces, hay que cuidarse física y mentalmente, realizando ejercicio, teniendo una dieta equilibrada y asimismo aprender técnicas de relajación. Eso me ha ayudado a tener una actitud más tranquila y alentadora.

El autopositivismo es una herramienta poderosa para enfrentar al Sr. Parkinson. Te permite mantener una perspectiva equilibrada y encontrar la fortaleza para superar los desafíos diarios.

Debemos considerar la terapia con un psicólogo o consejero especializado en enfermedades crónicas. La terapia puede proporcionar herramientas para manejar las emociones y desarrollar estrategias de afrontamiento.

Ahora bien, se pueden explorar terapias alternativas como la musicoterapia, que pueden ser beneficiosa para el bienestar emocional y siempre ser amable y paciente consigo mismo, reconociendo los propios límites si juzgarse duramente. Se debe dedicar tiempo para el autocuidado, haciendo actividades que brinden alegría y relajación.

Afrontar al Sr. Parkinson es un proceso continuo que requiere fortaleza mental y apoyo constante. Cada día puede traer nuevos desafíos, pero con una mentalidad positiva y las herramientas adecuadas, es posible encontrar el equilibrio y llevar una vida significativa.

Cómo adaptar y adaptarse en el entorno viviendo con el Sr. Parkinson

La realidad es que nuestro cuerpo es único y a veces no estamos conscientes de eso. Lo deterioramos hasta que explota y ahí es cuando decimos: "¿por qué no hice caso a los consejos de salud?". Cuando somos jóvenes, no estamos consiente de que, si no le damos mantenimiento a nuestro cuerpo, este en algún momento se revelará y tendremos consecuencias a veces irreversibles.

La OMS dice que la Enfermedad de Parkinson, aquí denominada como Sr. Parkinson se trata de hacer más llevadera la condición de quien vive con esta enfermedad, y para que otras personas sepan lo que se sufre en carne propia las familias deben conocer a la perfección la condición en que se encuentra el paciente, para cuando llegue el momento de ayudarlo a realizar algunas acciones físicas como lavarse los dientes, aunque parezca increíble, puede volverse una tarea imposible de realizar por sí solo. Como ya lo mencioné, en los primeros años de convivir con este Sr. Parkinson no pasa nada, salvo molestias físicas, pero no incapacitantes, pero que con el tiempo se agravan.

Es crucial enfrentar con carácter y valentía lo que viene para la persona y la familia, cuando se necesita cuidar de un familiar, conviene tener una silla con asiento elevado delante del lavabo para mantener una buena postura, también es importante colocar alfombra antideslizante en el suelo del baño, se deberá instalar una barra de apoyo y un banco en la regadera, así como otra barra de apoyo en el WC.

Para afeitarse, es preferible tener una rasuradora eléctrica ya que un rastrillo sería imposible de usar. Un cepillo eléctrico puede ser también una buena opción para quienes tiemblan mucho.

Es fundamental no hacer sentir inútiles a las personas con esta condición y tratarlas con respeto y humor, los familiares deben saber que esta situación no es un problema mental; nosotros somos personas que disciernen bien y percibimos si la ayuda es genuina o no. Se necesitan personas positivas e impulsadoras, no negativas y limitantes en la vida de quienes viven con el Sr. Parkinson.

Cuando comencé a vivir con el Sr. Parkinson, recuerdo que presenté problemas para abrochar el botón una camisa, lo cual fue desesperante hasta que lo logré, en ese momento, cuando algo tan "básico" te cuesta, te vuelves verdaderamente consciente de que ya estas viviendo en una etapa más avanzada de la enfermedad. Me acerqué a mi esposa comunicándole que, si por favor me podía ayudar a abrochar el botón del puño de la camisa, porque no podía realizar la acción, ella con gusto lo hizo y me dijo que cualquier cosa que sintiera que no pudiera realizar, que se lo dijera. Eso me hizo sentir apoyado, tranquilo y con un gran respaldo, dándome esperanza de vivir tranquilamente dentro del seno familiar con serenidad.

El Sr. Parkinson y la familia

Por lo general las personas que vivimos con el Sr. Parkinson, estamos siempre acompañados de familiares y amigos. Cuando se llega a la etapa de dependencia, puede ser abrumador, por la presión física, emocional y económica. Esto causa un gran estrés en toda la familia, por lo que es necesario que los familiares recurran a capacitación en el sistema de salud para poder saber realizar los cuidados necesarios; en mi caso muy personal no tengo problemas para que me cuiden, ya que mi familia está al pendiente de mí. Todos trabajan, pero también todos contribuyen cuando se requiere de una aportación económica: hijas, yernos, nietos, mi sobrino y por supuesto, mi esposa, están dispuestos ayudarme con este molesto inquilino.

Además, debemos enfrentar la estigmatización, la discriminación y la falta de oportunidades en las comunidades para tener un trabajo que nos permita sentirnos útiles. El Sr. Parkinson es discapacitante, pero aun así se puede realizar alguna labor para sentirse apreciado como persona, y no solo ser como un objeto que se levanta y es asistido en sus necesidades básicas.

Personalmente, me niego a morir de tristeza o depresión, yo quiero ser productivo y aprovechar lo que tengo en mi cabeza. Exhorto a todas las personas que tienen ese inquilino, a no dar paso atrás. Si te mueves mucho involuntariamente, sácale provecho a esa movilidad. Yo todavía no hago movimientos involuntarios, pero ya pensaré en cómo lo aprovecharé y ya les contaré. Primero, se trata de creer en ti mismo, saber a conciencia que esta situación te hace una persona especial. Quiero ser útil para mi familia, dar más de lo que tengo en mi ser, por eso me niego a ser una carga. Reconozco que la depresión es frecuente, pero esto es normal durante el curso de este invitado insolente que me lleva a llorar en ocasiones por la impotencia de no poder realizar algunas acciones. Pero no me dejaré vencer, seguiré haciendo lo que me gusta con esfuerzo y dedicación, estando consiente de mis debilidades, pero también de mis fortalezas.

En mi caso personal, la calidad de vida se deteriora en comparación con las personas en general. Los síntomas, tanto motores como no motores afectan mi funcionalidad y contribuyen al deterioro. Me pongo triste por las noches, porque en ocasiones siento que ya no soy funcional.

Es una realidad que mi entorno está cambiando, pero al día siguiente lo vuelvo a intentar, me levanto al cien por mi familia que están al doscientos por ciento conmigo y no los quiero ni los voy a defraudar, pienso que al final, esta enfermedad es una cuestión mental, de actitud para poder avanzar, debo tener pensamientos positivos. Esa es clave para salir victorioso en esta lucha diaria.

A grandes rasgos, la familia debe conocer a detalle lo que va pasar durante este viaje, con el tiempo pueden aparecer complicaciones tales como problemas cognitivos (aunque esto sucede en etapas avanzadas) y cambios emocionales (que ya he experimentado en estos casi ocho años).

Por ejemplo, si los familiares saben a qué se pueden enfrentar, cuando la persona se encuentra en un estado de depresión, sabrán como hablar con ella al respecto o si es necesario, consultar con su médico para recetar un medicamento o tratamiento y contrarrestar la depresión.

O si saben que puede existir un problema de deglución, que es la dificultad para tragar o que se puede llegar a acumular saliva en la boca y babear, a la familia conocer este tipo de complicaciones no se asustará, sino que sabrá qué hacer, como simplemente ayudarla a limpiar su boca. Es importante concientizar a los cuidadores sobre todo lo que puede pasar para que estén preparados.

Testimonio de mi sobrino Jonathan

Cuando nos enteramos de que a mi tío Rodolfo le habían diagnosticado la Enfermedad de Parkinson, toda la familia quedó impactada. Al principio, fue difícil asimilar la noticia. Nunca piensas que una enfermedad así llegará de la nada, especialmente cuando no hay antecedentes genéticos en la familia. Con el paso del tiempo, los efectos de la enfermedad se han hecho más evidentes. A veces, noto en su rostro cierta fatiga, pero eso no lo detiene. Mi tío sigue adelante, lleno de energía y haciendo todo lo que puede mientras su cuerpo se lo permite. Es una lección constante de que la vida es impredecible; no sabemos si mañana seguiremos respirando o si alguien más en la familia faltará.

Convivir día a día con alguien que padece Parkinson no es fácil, pero tampoco imposible. Desde mi perspectiva, he notado cambios en su humor, pero como lo conozco tan bien, no ha sido difícil adaptarme. Mi tío es autosuficiente, y aunque sé que llegará el momento en que eso cambie, él siempre nos recuerda que hay que vivir el presente. "El futuro no sabemos qué nos traerá", dice. Y añade: "Si no tiene remedio lo que tengo, ¿para qué preocuparnos? Hay que ocuparnos". Sus palabras son claras y precisas, llenas de una sabiduría que solo alguien que enfrenta una batalla tan dura puede tener. Aunque no sabemos lo que siente por dentro, su mentalidad positiva y su fortaleza han logrado frenar, en cierta medida, el avance del deterioro que conlleva esta enfermedad.

Quien padece Parkinson se pregunta constantemente: "¿Por qué a mí?". Sabemos que la vida no siempre es justa, pero esta enfermedad es algo con lo que hay que luchar. Y en ese sentido, tener una familia unida ha sido fundamental. Es algo que no todas las personas pueden presumir ni disfrutar, y en nuestro caso, ha sido un pilar que nos mantiene fuertes. Rodolfo es un ejemplo de disciplina y resiliencia. A pesar de todo, cada día lo ves con una sonrisa y unas ganas de vivir que hacen parecer que su vida es completamente normal. Es admirable.

Mi tío es un pilar absoluto en nuestra familia. Nunca dice que no a nada, siempre está dispuesto a apoyar, aconsejar y demostrar que le importamos. Incluso en los días en que no se siente del todo bien, sigue ahí, firme, mostrando su amor incondicional. Para mí, estar a su lado día a día ha sido una experiencia transformadora. Me gustaría que más personas pudieran vivir algo así, porque no todos tienen la dicha de tener una relación tan estrecha y significativa como la que yo tengo con él. Esta conexión me ha marcado profundamente y me ha enseñado a ver la vida desde otra perspectiva. Gracias a él, sé que cuando tenga hijos, seré un buen padre y haré todo lo posible por superar el ejemplo que él me ha dado.

Hoy, Rodolfo Nava es un guerrero único en el universo. Ha trazado un camino lleno de retos, altas y bajas, pero nunca se ha rendido. A pesar de las circunstancias, su fortaleza y positivismo han motivado a toda la familia a mantenerse unida. Él es la prueba viviente de que, incluso en los momentos más difíciles, el amor, la unión y la mentalidad positiva pueden marcar la diferencia y estoy orgulloso de ser parte de su vida.

Cómo he vivido con el Sr. Parkinson

En lo personal vivir con el Sr. Parkinson es difícil, a cierta edad ya comienza a deteriorarte; pero empecemos por cómo se siente una persona que vive con esta enfermedad, desde que sabe que su cerebro ya no produce la suficiente dopamina. En mi caso, fue molesto desde el principio. Empecé con dolor de cabeza del lado derecho, exactamente en la nuca, que, aunque tomo alguna pastilla para aliviar el dolor (paracetamol, aspirinas etc.), este nunca desaparece por completo, siempre está latente, hasta que te acostumbras.

También te das cuenta que mueves menos tu brazo del lado afectado, en mi caso el derecho; me siento contracturado todo el tiempo, no puedo correr ya que en ocasiones arrastro la pierna de lado afectado.

No soporto la ropa ajustada o apretada, por eso uso la ropa holgada, he tomado infinidad de remedios y ninguno ha sido efectivo. Me he acostumbrado a que la gente me observe y piense: "¿qué le pasa a este tipo?" Al principio me daba pena, pero, hice una reflexión: "¿qué sabe la gente en realidad por lo que estoy pasando?". Que siento mi cuerpo apretado, con dolor muscular y con dolor de cabeza. Desde que me levanto, estoy en pelea con el Sr. Parkinson.

He notado que, con el tiempo y cuando hablo con alguien a veces, no puedo sostener la mirada, sé que es de mala educación, pero es algo químico. No sé qué piensan los demás cuando, durante una conversación, miro hacia arriba y respondo a lo que me preguntan. Es una rara conducta que no puedo evitar hacer. No siempre lo hago, lo que siento es una gran ansiedad al hablar con alguien. Quiero que se vayan y estar solo.

El gran problema es que mi trabajo consiste en atender personas con problemas laborales. Cuando siento esa ansiedad me retiro al baño para calmarme y regresar más tranquilo y vuelvo a terminar mi labor con la mejor sonrisa y cortesía que el Sr. Parkinson me permite.

Es importante educarse sobre la enfermedad del Parkinson a efecto de tomar decisiones sobre su tratamiento y manejo diario. Adoptar un enfoque holístico que considere tanto los aspectos físicos como emocionales de la enfermedad es crucial. La integración de terapias complementarias y el apoyo psicológico puede mejorar significativamente la calidad de vida.

Asimismo, fomentar la participación en investigaciones y ensayos clínicos puede contribuir al avance del conocimiento sobre el Parkinson y al desarrollo de nuevas terapias. La colaboración entre pacientes, médicos e investigadores es esencial para encontrar soluciones innovadoras.

Debo reconocer la importancia del apoyo continuo y la adaptación a lo largo del tiempo. Las necesidades y desafíos pueden cambiar, y es importante contar con una red de apoyo flexible y comprensiva.

Hay que celebrar los logros, por pequeños que sean, es vital para mantener una actitud positiva. Reconocer y valorar los esfuerzos diarios puede fortalecer la resiliencia y el bienestar emocional.

Convivir con el Sr. Parkinson es un desafío constante, pero también una oportunidad para descubrir la fortaleza interior y la capacidad de adaptación, a través del apoyo social, las terapias complementarias, la educación y la participación en la investigación, es posible mejorar la calidad de vida y encontrar un nuevo sentido de propósito. La clave está en la resiliencia, la autoaceptación y la búsqueda continua de bienestar y crecimiento personal.

La depresión y el Sr. Parkinson

La depresión es unos de los temas que más debemos abordar cuando se vive con el Sr. Parkinson, es una situación de sentimientos encontrados, de acuerdo a la OMS (Organización Mundial de Salud), la depresión es una enfermedad que se caracteriza por una tristeza persistente y por la pérdida de interés en las actividades que normalmente se disfruta, así como por la incapacidad para llevar a cabo las actividades cotidianas, durante al menos dos semanas.

Cuando se vive con el Sr. Parkinson, hay episodios de depresión, donde se siente una tristeza enorme, a menudo, de soledad. Regularmente, uno se aparta a su recámara si es que tienes la suerte de tenerla, y si no, se retira a un parque o a un lugar en la calle donde no lo conozcan, buscando un lugar donde poder llorar y sentir que el mundo se le viene encima por no ser el mismo ser humano de hace un tiempo atrás.

En mi caso, me refugio mucho en mi cuarto y me pongo a leer libros de autores que me gustan o a ver la televisión. Pero llega el momento en que no aguanto y me pongo a llorar y comienzo a hablar con el Sr. Parkinson, preguntándole: "¿por qué a mí?", y diciéndole: "yo que hice ejercicio toda mi vida y que trabajé de sol a sol por mi familia". Veo hacia el techo y rezo para que esta tortura se acabe, porque así la veo. Tener tantas limitaciones físicas para hacer tareas básicas, no es vida.

Existen capítulos de depresión, a causa de este dolor que aqueja el alma, las familias que tienen un integrante viviendo con el Sr. Parkinson deben conocerlo en su totalidad, derivado de los cambios físicos y mentales que experimentan las personas que viven con él. La depresión se notará inmediatamente, por lo que la familia debe saber observar esas alertas, la persona tratará de retirarse del entorno familiar, lo cual debe ser respetado. Hay que dejarlo llorar y posterior, luego acercarse para manifestarle apoyo, haciéndole saber que no está solo, que toda la familia está integrada con él. Abrázalo para que sienta el amor y compañía de sus seres queridos, que sepa que tiene mucho amor por parte de su familia.

Este escenario es común en familia de clase alta y media, que pueden otorgarle lo necesario en el momento en que lo necesita. Pero, ¿qué pasa con una persona que vive con el Sr. Parkinson y que vive con su familia en estado de pobreza, como tantas personas que ni siquiera tienen seguridad social y a veces, ni siquiera saben que viven con el Sr. Parkinson?

Estas personas se van deteriorando y su familia no alcanza a comprender la situación médica que está sucediendo en su cuerpo. En consecuencia, las limitaciones aumentan hasta llegar al grado de quedar inmovilizado en una cama sin poderse moverse y en ocasiones es desechado como cualquier mueble, sin saber que se deben integrar como familia. A grandes rasgos, convivir bien y mejor con el Sr. Parkinson va más allá de la medicación, depende, en gran medida, del entorno y el acompañamiento de tus seres queridos.

Vivir con el Sr. Parkinson es toda una aventura. En los primeros años no se siente prácticamente nada, el primer año con él es simple, no se presentan limitaciones, un poco de molestia en el hombro, dolor de cabeza, cuello. Dependiendo de cada persona, va evolucionando y adentrándose más y más.

Haces tu vida normal los dos primeros años y te das cuenta de lo rápido que pasa la vida.

Al tercer o cuarto año, cuando el Sr. Parkinson afecta las terminaciones nerviosas, al principio lo recientes, pero después te acostumbras a tenerlo. El día que no sientes nada y amaneces con más dopamina, te llegas a emocionar y hasta te preguntas: "¿se habrá ido el Sr.

Parkinson? qué bien me siento hoy". En ocasiones ando contento y de buen humor, pero es pasajero, he tenido esa sensación de tranquilidad y de sentir mi cuerpo descontracturado como si no tuviera nada, pero a las dos o tres horas de estar laborando, empieza de nuevo un dolorcito de cabeza que me hace recordar con quién convivo y pregunto: "¿ya llegaste, condenado?, yo pensé que ya te habías ido", pero se trataba solo de una falacia, así, uno va aprendiendo a conocer su propio cuerpo.

Otras de las cosas que quizás ya mencioné, pero lo vuelvo a repetir porque es importante: vivir con el Sr. Parkinson es una lucha constante con tu cuerpo. Nadie sabe más que el que vive con él lo que siente dentro del cuerpo. Las personas que viven con el Sr. Parkinson no platican con sus familiares porque no saben explicar a veces las sensaciones que tienen, pero es debido a que uno se siente desesperado y ansioso en su propio cuerpo. Es como estar en una caja o en un pequeño cuarto donde no tienes manera de moverte. Así es como me siento la mayoría de los días que vivo.

En ocasiones me dan calambres en las piernas como chicotazos que son muy dolorosos, trato de moverme, pero el Parkinson que tengo es rígido, por lo que no puedo realizar con facilidad movimientos rápidos y si lo hiciera podría sufrir una caída. No es fácil vivir así, pero como decía mi abuela: "esa es la vida que te tocó vivir", sin embargo, no estoy de acuerdo con aceptar mi destino sin primero intentar cambiarlo. No por tener al Sr. Parkinson viviendo en mi cuerpo, debo aguantar los dolores y ser infeliz. Todo lo contrario, sobre todo quiénes vivimos con esta enfermedad, nuestra vida debe ser de calidad. Aunque duela el alma, hay que sonreír y no por pensar en que otras personas están peor que yo, sino porque yo soy el hacedor de mi propio destino. Es decir, no puedo ni debo ponerme limites en todas las acciones que realizo, porque si tengo la mejor actitud, algo podría cambiar dentro de mi cuerpo para sentirme mejor.

Una de las cosas que he estado cambiando es el tipo de zapatos, que sean cómodos y fácil de ponérmelos. También he optado por camisetas sin botones de cuello en "V", elegantes para la oficina, porque si queremos podemos, en esta vida nadie nos va a venir a vencer y menos si es, nuestro mismo cuerpo el enemigo, entonces hay que concentrarse en hacer las cosas bien y ser felices en todo momento, porque, esta vida, en mi opinión personal es para ser feliz.

Ya desde esta posición en que me encuentro, entiendo lo difícil que es ir por la vida con una discapacidad, y desde donde me encuentro felicito a todas aquellas personas que con una discapacidad física siguen adelante, y a los que no la tienen y no comprenden que sepan que hay que agradecer porque para ellos acciones como saludar o agarrar una cuchara puede ser muy fácil, pero para otros, como nosotros, es muchas veces un gran reto.

Recordemos:

La felicidad es subjetiva, diferente para cada persona pero que se siente y se huele, tiene un aroma suave y fresco, incluso en los días más calurosos. Sí existe una paz interior y esta no cabe en el pecho.

Otras complicaciones

En una etapa avanzada, vivir con el Sr. Parkinson afecta los músculos de la boca, lo que dificulta comer y puede causar atragantamiento. El cuidador debe conocer esta condición y sus riesgos ya que un atragantamiento puede obstruir sus vías aéreas y causar asfixia. Otras complicaciones son los trastornos de sueño que, como ya lo mencioné, personalmente los padezco. No puedo conciliar el sueño, me despierto sin motivo por la noche o muy temprano y ya no puedo volver a dormir. Luego me siento muy cansado durante el día, con unas ganas de acostarme y dormir.

He experimentado sueños vívidos en los últimos años, en una ocasión estaba soñando que estaba peleando con una persona y lance un puñetazo y fue la pared la que recibió el golpe. Mi nieto que estaba en la recamara y observó lo sucedido, me despertó mientras yo seguía golpeando la pared, creyendo que era la persona que me estaba atacando.

En otra ocasión, soñaba que alguien trató de golpearme y al tratar de defenderme en el sueño, realicé un movimiento de patada que desgraciadamente le cayó a mi esposa.

Desde mi punto de vista, cuando alguien tiene este tipo de sueños, no debe compartir cama con ningún miembro de la familia, menos con menores, porque puede ocasionar un problema muy grave. Para evitar eso, duermo en una cama solo y hasta es mejor, porque como me siento apretado siempre, dormir acompañado es, para quienes vivimos con el Sr. Parkinson, tener la sensación de usar una camisa muy ajustada.

Uno de los problemas que casi nunca se mencionan de estar viviendo con el Sr. Parkinson, es el problema con la vejiga, a mí me pasa seguido que no puedo contener la orina y hasta he llegado a mojar pantalones por esto. Sin embargo, esto no debe ser vergonzoso, ya que es algo que no puedes controlar más allá de empezar a usar pañales para adulto, que hoy en día no se notan.

Otra de las situaciones complicadas es el estreñimiento, desde el segundo año empecé a sentirme diferente en este aspecto, es una complicación seria, lo menciono porque no era estreñido y ahora batallo mucho con esta condición, aunque tomo bastante agua, no se me quita el estreñimiento. Unos días antes de empezar escribir este libro, estuve cuatro días sin evacuar y fue terrible. Sentía mi estómago inflamado, y estaba molesto e irritado. Al quinto día ya no aguanté más e intenté durante casi una hora evacuar sin éxito. Entonces hice lo que hacen en el hospital, con los dedos llenos de aceite quité manualmente el tapón de excremento. Fue una situación desesperada, pero efectiva, finalmente me sentí bastante bien de mi estómago.

Vivir con el Sr. Parkinson ha hecho que tenga algunos cambios de presión arterial, sintiéndome mareado en ocasiones o cuando me levanto de repente. Esto lo empecé a sentir desde un principio. También he notado problemas con el olfato, no percibo algunos olores.

Otro cambio importante es la fatiga, traigo un cansancio al grado de quedarme dormido en el día o viendo televisión, compañeros de trabajo me preguntan que si no he dormido porque en mi cara se refleja el cansancio de mi cuerpo. Los dolores son el pan de cada día, ya que no descanso de los dolores neuropáticos. Para eso tomo medicamento que suaviza las molestias.

Llegando a un tema tabú para los hombres, quisiera hablar de la situación sexual, es verdad que hay disminución del deseo sexual. No sé si se deba a las molestias y dolores que tiene uno o es parte de la consecuencia de tener al Sr. Parkinson, en mi caso particular si he notado disminución del deseo sexual, no sé si es especial en mi o si todas las personas con esta condición sienten lo mismo.

Para la mayoría de los hombres esto es un gran problema, esto les afecta mucho su estima emocional. El no poder satisfacer a su esposa sexualmente puede significar menos hombría. En mi caso no lo veo así. Pienso que es un estado mental, la cuestión sexual no se trata nada más de sexo, si no de fidelidad a tu mujer, el trato y los pequeños detalles en la pareja. No tener erecciones en ocasiones no te hace ser menos hombre, para mí un hombre es aquel que se hace responsable de sus acciones y acepta sus consecuencias con entereza y responsabilidad.

Hay que centrarse en las dificultades emocionales y físicas que enfrenta una persona al vivir con el Sr. Parkinson. La depresión es un tema recurrente, ya que la persona afecta experimenta tristeza persistente, soledad y frustración debido a la incapacidad de realizar actividades cotidianas como antes. La enfermedad va acompañada de limitaciones físicas como rigidez, dolor articular y dificultad para realizar tareas simples como cepillarse los dientes después de comer.

Vivir con el Sr. Parkinson implica enfrentar una serie de desafíos tanto emocionales como físicos que pueden afectar profundamente la calidad de vida de una persona. La pérdida de autonomía y la dependencia de otros para tareas básicas incrementan el sentimiento de inutilidad y afectan la autoestima de la persona.

Además de la depresión, la ansiedad también es un problema frecuente entre las personas que viven con el Sr. Parkinson. La incertidumbre sobre el progreso de la enfermedad y la preocupación por el futuro pueden generar una tensión constante, dificultando aún más el manejo del día a día. Esta ansiedad puede llevar a trastornos del sueño, empeorando el estado físico y emocional de la persona.

En cuanto a las limitaciones físicas, el Sr. Parkinson no solo causa temblores, sino que también provoca rigidez muscular y dolor articular. Estas molestias hacen que incluso las tareas más simples, comer o vestirse, se conviertan en desafíos significativos. La falta de coordinación y la lentitud de movimientos también son obstáculos diarios, generando una sensación de impotencia y frustración. La rigidez muscular puede conducir a contracturas y deformidades si no se trata adecuadamente, lo que añade una capa adicional de dolor y malestar físico.

El dolor crónico es otro aspecto físico que no se debe subestimar. A medida que la enfermedad avanza, el dolor se convierte en un compañero constante, afectando no solo la movilidad, sino también el estado mental de la persona. El manejo del dolor a menudo requiere un enfoque multidisciplinario, incluyendo fisioterapia, medicamentos y, en algunos casos, intervenciones quirúrgicas.

El impacto de vivir con el sr. Parkinson no solo afecta a la persona, sino también a su entorno social y familiar. Las personas cercanas, como familiares y amigos, también experimentan estrés y ansiedad, y en muchos casos deben asumir roles de cuidadores, lo que puede llevar a un agotamiento emocional y físico.

Vivir con el Sr. Parkinson es una experiencia multifacética y desafiante que va más allá de los síntomas físicos evidentes. La carga emocional y psicológica que acompaña al Sr. Parkinson puede ser tan devastadora como las limitaciones físicas, y es crucial abordar ambas dimensiones para proporcionar una atención integral y de apoyo a las personas que viven con el Sr. Parkinson.

Testimonio de Gustavo, persona viviendo con el Sr. Parkinson

Independientemente de lo que se ha escrito en este libro, no podría faltar el testimonio de una persona que convive a diario con el Sr. Parkinson. Gustavo un arquitecto de 55 años, comparte su experiencia para que conozcan como es vivir día a día con esta enfermedad.

Orígenes y tiempos felices

Gustavo nació en Santiago Ixcuintla, Nayarit, hijo de Leonardo y María, desde niño, mostró interés por las artes gráficas dibujando super héroes y trabajando como caricaturista. A los 36 años, se casó y continúo su carrera, ganando premios estatales de periodismo.

Comienzo de la enfermedad

A los 47 años, Gustavo comenzó a experimentar rigidez en el brazo izquierdo, seguido de rigidez en la mitad de su cuerpo, cansancio general, y problemas de dicción, movimientos involuntarios en pie y mano derecha al estar en estado de ansiedad y nerviosismo, sudoración excesiva Después de varias consultas y una cirugía de cervicales, en recuperación el neurocirujano me recomendó ver un Neurólogo, ya que empecé con temblores en la mano, sobre todo cuando estaba inquieto, ansioso. Un neurólogo diagnosticó el Parkinson de manera sarcástica, sugiriéndole que dejara de trabajar

A pesar de las dificultades para ir a trabajar, nunca he dejado de recibir apoyo de mis amigos de la oficina, de mis hermanos y sobre todo de mi esposa Rebeca, algunas veces caía y me volvía a levantar del suelo, he estado en terapias físicas desde mi diagnóstico.

¿Vivir?

En aquellos tiempos muy difíciles, no existía la palabra ilusión ni esperanza, en mi desesperación de ver a mi esposa llorando, a mis padres, hermanos, quería salir de este infierno, saliendo por el camino fácil, si, lo llegue a pensar, pero el cariño y fuerza de mi esposa me impedían hacer ese acto de cobardía, mi esposa siempre ha hecho hasta lo imposible porque yo esté tranquilo, que realmente es la base para detener la enfermedad, yo no puedo fallarle ni a ella ni a mis padres.

Intenté acercarme más a Dios, el cual yo me sentía enojado, triste, pero tenía un hilo de esperanza, no sé de dónde sacaba esas fuerzas de sonreír, muchas veces me aislaba, me volví insociable, y se me dificultaba caminar, mis piernas se endurecían, me entraba un pánico , sudaba mucho, pasaron tiempos difíciles, mi abuela había fallecido, mi tío al tiempo después, todas esas penas me empeoraban la salud, sentía ganas de llorar diario, sentía mucha impotencia, Pero solo, nunca llore enfrente de alguien, siempre mostré mi pecho erguido al prójimo.

Mi distracción siempre fue ver películas, comprar cosas en línea, leer historietas, ya no podía dibujar, se me endurecía la mano derecha para escribir y dibujar, aprendí a ser zurdo en algunas cosas, en tiempos de pandemia aprendí inglés, siempre manejé auto, lo cual siempre ha sido mi pasión, a veces no podía manejar, se me entumía la mano y el pie derecho.

Esperanza

En mi camino empecé a enterarme por medios de radio y tv que ya la medicina estaba haciendo hincapié en la Enfermedad de Parkinson, existe entre otras cosas cirugía craneal para combatir el avance de la enfermedad, medicamentos y hasta una probable vacuna, sabiendo todo eso me empecé a sentir con más ganas de vivir, y empecé a echarle más ganas a mis terapias físicas y medicamentos.

Yo no sabía nada del medicamento llamado Levodopa con Carbidopa, y mi neurólogo me comentó que ya necesitaría tomármelo. Ese día camine, corrí y llore de emoción, abracé y baile con mi esposa, fue la noche más bonita en años, casi siete años viviendo en la incertidumbre y desesperación, aguantando comentarios burlescos de "médicos" caídas al suelo, decepciones de algunas personas que se decían ser mis amigos. Mi vida ha cambiado, pero le doy gracias a Dios por conocer personas con EP, que me han apoyado en todos los sentidos, estoy convencido de que hay esperanza y la palabra ILUSIÓN, vuelve a estar en mi vocabulario.

Tengo depresión, impotencia, desesperación, pero tengo el apoyo de familiares y amigos, Asimismo, mi familia comprende que ya no puedo realizar algunas funciones, por lo que agradezco su comprensión.

Hablar de mi vida sexual con esta enfermedad es hablar de poca actividad y es que con la medicación baja el lívido, pero eso es lo menos importante, aquí lo interesante es que tengo el apoyo de mi esposa en toda la extensión de la palabra.

Mi vida social lógicamente ha dado un giro de 360 grados, pero con aptitud todo se puede realizar.

En cuanto actitudes pienso que no he cambiado, sino al contrario soy más ordenado en mis cosas, en cuanto a la ropa debe quedarme holgadas ya que con esta rigidez no aguantaría una ropa ajustada. Esta enfermedad es bastante desgastante y cansada físicamente.

Por último, decirles aquellos que estamos con el mismo enemigo que no bajen la guardia, que todo está en nuestra mente, querer es poder. Invito a todas aquellas personas que sufren este mal, a no dar un paso atrás en su camino de salud, ya habrá mejores armas para combatir ese mal, estamos seguros.

Apoyo y terapias

A pesar de las dificultades, Gustavo nunca dejó de recibir apoyo de amigos, hermanos y especialmente de su esposa Rebeca. Participó en terapias físicas desde el diagnóstico, aunque enfrentó momentos de desesperación y aislamientos. A través de su fe y el apoyo de su esposa, encontró fuerzas para seguir adelante.

Un cuerpo que no obedece

Estar atrapado en un cuerpo que no te obedece como lo hacía antes es profundamente deprimente. La frustración de no poder controlar mis movimientos, de no poder realizar tareas simples que antes eran automáticas, es una carga emocional inmensa. Esta sensación de impotencia es algo que deseo que las personas cercanas a los pacientes con Parkinson intenten comprender, aunque sea un poquito.

La importancia de la empatía

Cuando una persona vive con el Sr. Parkinson no solo enfrenta los retos físicos de la enfermedad, sino también una batalla emocional, psicológica y social que muchas veces queda invisible para los demás. Por esta razón, es crucial que las familias, amigos y parientes se esfuercen en comprender verdaderamente quien vive con esta condición. No basta con ver a la persona únicamente como "el enfermo"; es indispensable mirar más allá, reconocer a la persona completa que hay detrás de la enfermedad y validar su experiencia única. Cada gesto de apoyo y muestra de empatía tiene el poder de transformar profundamente su calidad de vida. Esto implica no solo observar los síntomas visibles, como el temblor o la rigidez, sino también ser conscientes de las emociones que acompañan a esos momentos: la frustración, la tristeza y, muchas veces, la soledad.

No basta con observar desde fuera. La verdadera empatía exige adentrarse en la realidad de la persona que vive con el Sr. Parkinson, reconociendo sus luchas internas y externas. Al integrar estrategias de apoyo emocional, social y físico, las familias y amigos pueden crear un entorno que permita no solo sobrevivir, sino prosperar. Este tipo de apoyo genuino fortalece la dignidad y el sentido de pertenencia, ayudando a reducir el aislamiento y a mejorar la calidad de vida de manera significativa.

Con empatía y un compromiso colectivo, podemos transformar lo que parece un camino solitario en una travesía compartida, llena de amor, comprensión y esperanza. Porque la vida con Parkinson no tiene que ser definida por las limitaciones; puede ser vivida con dignidad, propósito y el respaldo de quienes verdaderamente se preocupan.

La empatía es el puente que conecta la comprensión con la acción. No basta con observar a la persona que vive con el Sr. Parkinson, desde una perspectiva externa; es necesario adentrarse en su realidad reconociendo sus luchas internas, emocionales y sociales. A través de la empatía, las familias y amigos pueden ofrecer un apoyo genuino que va más allá de los cuidados físicos, creando un entorno que permite a la persona afectada no solo sobrevivir, si no prosperar. Al integrar estrategias de apoyo emocional, social y físico, podemos ayudar a quienes viven con el Sr. Parkinson a encontrar un sentido de dignidad y comunidad, reduciendo su aislamiento y mejorando su calidad de vida de manera significativa.

Viviendo con el Sr. Parkinson: Un ruego de comprensión

Este testimonio no es un reclamo, sino un grito desde el corazón: un llamado urgente a la empatía. Las personas que vivimos con el Sr. Parkinson no buscamos lástima, sino comprensión y apoyo genuino. Deseamos ser tratados con dignidad y que se reconozca nuestro esfuerzo diario por enfrentar los retos que esta enfermedad nos presenta.

La vida con el Sr. Parkinson es una lucha constante, no solo contra los síntomas físicos visibles, sino también contra la percepción social y la incomprensión. Cada día es una batalla por mantener la independencia y la autoestima. Actividades que antes se realizaban de manera automática, como comer, vestirse o caminar, ahora requieren una concentración y un esfuerzo que muchas veces pasan desapercibidos. Este esfuerzo, sin embargo, debería ser valorado y apreciado, no como una muestra de debilidad, sino como un reflejo de nuestra fortaleza y resiliencia.

La importancia de la sensibilización

Uno de los mayores desafíos para quienes vivimos con el Sr. Parkinson es la falta de comprensión. La sociedad tiende a centrarse en los síntomas visibles: los movimientos torpes, la lentitud o los temblores. Pero lo que no se ve, puede ser aún más devastador. Las luchas emocionales, los problemas cognitivos y los sentimientos de aislamiento son tan reales como los desafíos físicos. Esta falta de visibilidad hace que, a menudo, enfrentemos no solo nuestra enfermedad, sino también el peso del juicio o la indiferencia.

Por ello, es fundamental fomentar la sensibilización y la educación, tanto en el entorno familiar como en la comunidad. Conocer los aspectos menos evidentes de la enfermedad, como las dificultades emocionales o las alteraciones del estado de ánimo, puede transformar la manera en que las personas interactúan con quienes vivimos con esta condición. La comprensión genuina tiene el poder de derribar barreras, reducir el aislamiento y construir puentes de apoyo que verdaderamente mejoren nuestra calidad de vida.

Más allá del diagnóstico

No somos "enfermos"; somos personas que, a pesar de los retos, seguimos teniendo una vida, un propósito y una capacidad increíble de seguir adelante. Nuestra dignidad no debe ser nunca puesta en duda ni reducida a nuestra condición física. Somos individuos con pensamientos, emociones y aspiraciones. Es esencial reforzar la idea de que el Sr. Parkinson es solo una parte de nuestra vida, pero no define quiénes somos.

Reflexiones personales

Este libro no es simplemente una lectura más sobre la Enfermedad de Parkinson; Es un testimonio vivo de las experiencias de miles de personas que, como yo, viven día a día con el Sr. Parkinson. Mas allá de un recurso informativo, es un grito de auxilio, un llamado desesperado para que las familias y seres queridos comprendan como nos sentimos por dentro.

Vivir con el Sr. Parkinson va mucho más allá de los síntomas visibles. Es enfrentar una lucha constante entre el cuerpo y la mente, entre lo que queremos hacer y lo que ya no podemos lograr. Cada movimiento que antes era automático y sencillo se convierte en un esfuerzo consciente y agotador. Pero lo más difícil no es la lucha física, si no el impacto emocional. Es en los silencios de la noche, cuando la soledad se hace presente, que las lágrimas brotan de la impotencia. Lloramos por las cosas que antes hacíamos con facilidad, por la independencia perdida, y por ese anhelo profundo de que quienes nos rodean puedan entender lo que realmente estamos viviendo.

Este libro no solo busca sensibilizar, sino también invitar a la reflexión: ¿Cuántas veces nos detenemos a mirar más allá de los temblores o la rigidez?, ¿Cuántas vece intentamos comprender la humanidad detrás de la enfermedad? Cada persona viviendo con el Sr. Parkinson es un universo lleno de sueños, frustraciones, miedos y esperanza. No somos únicamente pacientes, somos seres humanos que necesitan ser vistos y escuchados.

La invitación es clara; veamos más allá de los síntomas: convirtámonos en un verdadero apoyo emocional, no solo en quienes asisten físicamente, sino también en quienes caminan con nosotros en esta travesía, ofreciendo empatía, paciencia y amor.

La Enfermedad de Parkinson nos enseña una lección crucial; la vida cambia a veces de formas inesperadas, pero la esencia de quienes somos sigue intacta. Reconocer esta verdad nos ayuda a enfrentar la adversidad con dignidad y esperanza. A las familias y seres queridos, les digo aprendan a escuchar no solo nuestras palabras, sino también nuestros silencios. Detrás de cada batalla perdida contra la enfermedad, hay una persona luchando por mantener su identidad y su humanidad. Juntos podemos hacer que este camino sea más llevadero. Demostrando que, aunque el Parkinson nos quite algunas cosas, nunca nos podrá arrebatarnos la capacidad de amar y ser amados.

La aceptación de vivir con el Sr. Parkinson es un paso crucial, aunque puede ser difícil aceptar la realidad, permite que uno pueda adaptarse y buscar maneras de manejar los síntomas de manera afectiva.

Vivir con el Sr. Parkinson requiere una gran cantidad de resiliencia, cada día puede traer nuevos desafíos, pero también oportunidades para demostrar la fortaleza y la capacidad de adaptación.

Mantener una perspectiva positiva puede hacer una gran diferencia en la calidad de vida, enfocarse en lo que se puede hacer, en lugar de lo que se ha perdido, ayuda a encontrar alegría y propósito en la vida diaria.

El autocuidado es esencial, tomarse el tiempo para cuidar de uno mismo, tanto físico como emocionalmente, puede ayudar a manejar los síntomas y a mantener una mejor calidad de vida.

Estar bien informado sobre la enfermedad permite tomar decisiones más consiente sobre el tratamiento y el manejo de los síntomas. La educación empodera y ayuda a sentirse más en control.

Aprender a vivir el presente y disfrutar de los momentos buenos puede ser gratificante. El Sr. Parkinson me ha enseñado que cada día es valioso y que es importante aprovechar al máximo cada momento.

Vivir con el Sr. Parkinson es un viaje lleno de altibajos, pero también de momentos profunda conexión y comprensión. A través de la aceptación, la resiliencia y el apoyo, es posible encontrar maneras de vivir una vida plena y significativa.

La llegada del Sr. Parkinson a la vida de una persona y su familia es un momento que marca un antes y un después. Es una enfermedad que, aunque no tiene cura, puede convertirse en una maestra de vida si se aborda con la actitud correcta. Estar bien informado sobre la enfermedad es el primer paso para enfrentarla de manera consciente y proactiva. Conocer sus síntomas, sus fases y las opciones de tratamiento disponibles permite tomar decisiones más acertadas y sentir un mayor control sobre la situación, creando un entorno de apoyo y comprensión mutua.

El Sr. Parkinson avanza de manera impredecible, y eso puede generar incertidumbre y miedo. Sin embargo, en medio de esa incertidumbre, hay una lección invaluable: la importancia de vivir el presente. Aprender a disfrutar de los momentos buenos, por pequeños que sean, puede ser profundamente gratificante. El Sr. Parkinson, como lo llamamos en nuestra familia, nos ha enseñado que cada día es un regalo y que, incluso en los momentos más difíciles, hay algo que celebrar. Ya sea una sonrisa, una conversación significativa o simplemente la compañía de quienes amamos, estos pequeños detalles adquieren un valor inmenso cuando aprendemos a apreciarlos. Aceptar la enfermedad significa aprender a convivir con ella, adaptándose a sus desafíos y encontrando nuevas formas de disfrutar la vida.

La resiliencia juega un papel clave en este proceso. Ver a un ser querido estar viviendo con el Sr. Parkinson con valentía y determinación es una fuente de inspiración constante. Nos enseña que, aunque no podemos controlar todo lo que nos sucede, sí podemos elegir cómo responder ante ello. Y en esa elección radica nuestra fuerza.

El apoyo de la familia y los amigos es fundamental. Juntos, podemos crear un muro de contención que ayude a sobrellevar los momentos difíciles y a celebrar los buenos. La unión, la paciencia y el amor son herramientas poderosas que nos permiten encontrar significado y propósito incluso en las circunstancias más desafiantes.

Vivir con el Sr. Parkinson es un camino que, aunque está lleno de desafíos, también está lleno de oportunidades para crecer, conectar y valorar lo que realmente importa. A través de la aceptación, la resiliencia y el apoyo, es posible construir una vida plena y significativa. Vivir con El Sr. Parkinson puede cambiar muchas cosas, pero no tiene por qué robar nuestra capacidad de amar, reír y disfrutar de cada nuevo día.

Made in the USA
Coppell, TX
09 June 2026

78689525R10075